性生活常识必读

主编　徐荣周　曹秋芬

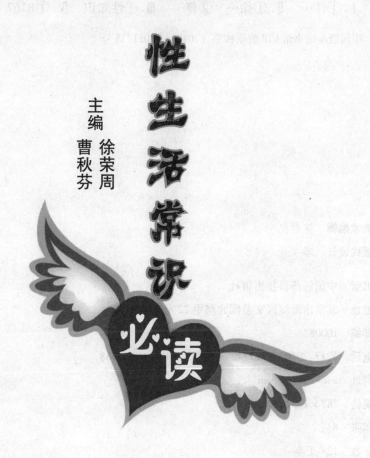

中国医药科技出版社

图书在版编目（CIP）数据

性生活常识必读/徐荣周，曹秋芬主编．—北京：中国医药科技出版社，2014.4
ISBN 978－7－5067－6712－5

Ⅰ．①性…　Ⅱ．①徐…　②曹…　Ⅲ．①性知识　Ⅳ．①R167

中国版本图书馆 CIP 数据核字（2014）第 051775 号

美术编辑　陈君杞

版式设计　邓　岩

出版　中国医药科技出版社

地址　北京市海淀区文慧园北路甲 22 号

邮编　100082

电话　发行：010－62227427　邮购：010－62236938

网址　www.cmstp.com

规格　787×1092mm ¹⁄₁₆

印张　8½

字数　128 千字

版次　2014 年 4 月第 1 版

印次　2024 年 6 月第 8 次印刷

印刷　大厂回族自治县彩虹印刷有限公司

经销　全国各地新华书店

书号　ISBN 978－7－5067－6712－5

定价　22.00 元

本社图书如存在印装质量问题请与本社联系调换

前　言

目前，不少人对性学知识的了解是相当贫乏的，为此我们必须既"治贫"，又"治愚"。开展性学知识的宣传、教育、普及工作，这是属于"治愚"的范畴。我们应当利用广播、电视、报刊、图书出版、专家咨询及课堂教育等一切手段，广泛开展性学知识的普及工作。

无疑，出版普及性学知识的图书，是一种极为重要和有效的手段。近年来，虽有介绍性学知识的书籍相继问世，但是，离人们的实际需要还差得太远太远。

本书根据国内外的一些著名性学专家的研究成果，详细揭示了夫妻性生活存在的方方面面的问题，也包括性生活的一些外围问题。我们仅希望通过本书能对人们普遍进行一次性学知识的深入教育，使人们真正了解"性"，并结合实践把夫妻间生活处理得更协调、更美满、更有乐趣。

本着上述宗旨，我们参阅了一些报刊及相关图书，从普及性学知识教育，男女生殖器官简介、性生活疑惑有问必答、常见男女性功能障碍的防治等方面有针对性分门别类汇编了《性生活常识必读》一书。本书比较系统、全面、详尽地集中介绍了夫妻双方共同生活时必须了解和掌握的情感交流和性爱活动的基本知识，以供各界人士研读，吸取经验，使夫妻关系和睦相处，家庭和谐幸福，个人身心健康。

在汇编此书时，我们主要引用的资料来源见书后所列的参考文献，在此对这些文献的作者表示深深的谢意！书中如有不足和不妥之处，恳望读者批评指正。

编者

2014 年 2 月

前 言

目　　录

✳ 常 识 必 读 ✳

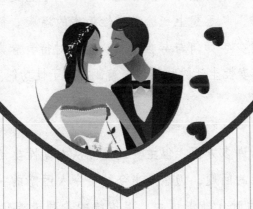

常识必读

CHANG SHI BI DU

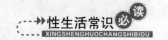
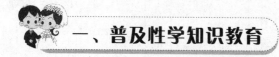

一、普及性学知识教育

1. 让性学知识走进千家万户

性学知识，它植于百姓，服务大众，将具有无比的生命力。它给青年男女传播性知识，让恩爱夫妻平添更多欢乐与情趣，将备受广大读者喜爱。性欲和食欲一样都是人与生俱来的本能，均与人类生活、生存、繁衍紧密相连。然而，时至今日，绝大多数国人认为性欲可耻，食欲可嘉。其实，现代文明早已彻底批判这种观点，并斥之为性盲、性愚昧、性无知。作为现代人，学习性知识，研究性科学，宣传性文明责无旁贷。只有全面正确掌握了性知识，才有能力识别香花与毒草，才能更自觉地抵制庸俗下流色情书刊的引诱，从思想上铲除滋生性疾病的温床。科学的性知识与性道德能正确指导青少年如何与异性交往，怎样对待青春期一系列特性的生理改变，有益于夫妻性生活的和谐和美满，有助于性功能障碍患者的康复。

2. 概述

夫妻生活包括许多方面，但主要还是应从夫妻性生活这个角度来探讨夫妻生活，关于性的问题，仍然是当今社会令人困惑的一大问题，当今虽然谈"性"变色的时代渐渐远去，但传统的伦理道德仍然束缚着夫妻们的手脚。

性意识、性心理、性欲望、性行为，既蕴含于家庭、婚姻、夫妻的法定关系之中，又超然地游离于这一切关系之外，没有性的感情，就像没有血肉的躯壳，在当今社会，性已成为一个独立的社会问题。

性是人的一种本能的感官需求，对这种需求不必讳莫如深。羞于启齿，而应该像其他的感官需求一样，得到一切的快感，满足和欢愉，要掌握性生理和性心理知识，讲究性的技巧、方式，使夫妻双方在性生活中得

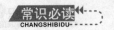

到最大的享受。正由于普及了这方面的知识，美国1982年的一项调查表明，80％的已婚女性都对夫妻性生活表示满意。

在心理学家和婚姻咨询工作者的调查中，在社会机构的报告书中，以及在医生律师的文章中，均将性生活问题排列在其他夫妻家庭生活问题的首位。他们将性问题视为离婚的主要原因，许多夫妻抱怨说：性问题是互相了解婚姻状况好坏的最重要因素，可见夫妻性生活在夫妻之间的一切生活中依然占据着重要位置。据相关人员调查表明，以往家庭生活不和睦的因素很多，但夫妻性生活的不协调则在造成夫妻矛盾的诸多因素中占50％的比例。性生活的不和谐使夫妻极为苦恼，轻者互相抱怨，重者打官司离婚。

可以说，夫妻性生活在以往始终是一块未被开发的处女地，由于传统观念的束缚，人们说"性"变色，把它看成黄色、下流的东西排斥在门外，其实性的本质并非下流，也不是黄色的东西，它如同阳光、食物、空气和水一样，是人类生存不可缺少的内容。

"性"是人类的本能。如果没有"性"，人类就不会有后代，世界将会灭亡。"性"和我们的生活、健康息息相关。性的不和谐会引起精神的烦闷和生理的不平衡；反之，情绪的紊乱和身体的疾病也会导致性功能障碍。与其把"性"看作神秘的东西，不如揭开那层本来并不存在、完全是人为的面纱，坦白地讨论性问题。

长期的封建思想禁锢，使规律性生活研究出现空白。由于缺少性知识的教育，许多夫妻在结合之后头脑中没有这方面的知识，不得不在痛苦的实践中反复摸索，很多人至今没有掌握性生活的真谛。这是因为性生活是不能对外人渲染的，正因为有这种秘密，所以每个人都仅仅知道自己而不知道他人，不知道当然就无法形成正确的认识。

3. 青少年应补上性教育这一课

众所周知，青少年一进入青春期，便开始出现一系列与性有关的特征。进入青春期的少男少女如果缺乏正确的性知识，是很容易出问题的。

例如一个 16 岁的男性中学生看了几次淫秽片子后，竟去强奸妇女，犯了罪，被判劳教。那个男生之所以犯罪，有一个重要的原因就是在观看淫秽片子之前，在其 16 岁的成长过程中，缺少一种教育——性教育。在我国，有许多和他一样大的学生，同他一样缺乏性教育。在当今已进入 21 世纪的新时代，这是一个可悲的事实。

美国学校从小学二年级就着手进行性教育。

日本小学二年级的生理科教书就有《生命的起源》，从"鸟巢"的横断面到精虫的放大形状以至于男女交合后受孕、形成生命的过程详细讲解；而在我国，课本上仅有的几篇生理卫生知识的章节，老师往往又有意识地跳过，漏掉了人生重要的一课。

有识之士指出，要将性教育纳入人生教育和健康教育的整体之中去，将性教育视为以性生理、性心理、性道理、性法学等一系列学科为基础的教育科学。

4. 对青少年开展性教育的必要性

"好人讳言性"的传统观念，总是非常顽固地占据在人们自认为"纯洁"、"健康"的脑海中。而实际生活中，一个人自来到人世间，性问题就会永远伴随着他，且还会引起各种各样的疑惑和烦恼。有一所大学对 4 个年级的学生进行了一次随机抽样，调查他们性知识的来源途径。在被调查的 280 人当中，从"书报杂志和影视作品"中获取性知识的有 225 人，占了 80% 以上，从"别人的谈论"中获取的有 31 人，从老师处获取的有 10 人，而听父母讲的却只有 1 人。

据性学专家介绍，目前青少年恋爱困惑比较突出的原因有两个：一是青少年时期正处于性建立的阶段，由此带来的"性"问题很多；二是现在大多数青少年不敢和家长讨论这类问题，大多愿意通过热线、写信等方式倾诉心声。有鉴于此，可见当今在初级学校普遍开展对青少年加强性教育之必要。它有利于社会，国家和人民的安全和谐稳定，是一个长久之计，不可等闲视之。

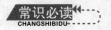
5. 应该正确地对待性的问题

过去，大部分人把性的问题都看成是淫秽、羞耻的事情，因此，大家都避而不谈，即使有些人想获得一些这方面的常识，也不敢向人请教。青少年遇到或提出有关性的问题，又常常得不到正确的答复，或得到的却是敷衍搪塞。这样，性的问题就变得神秘莫测了，以致一般青年男女，直到结婚以后，仍然缺乏应有的性的知识。这种情况，不但可能引起夫妻间的矛盾和误会，影响性生活的美满与和谐，而且有时候还会损害健康，甚至破坏婚姻关系，给个人和家庭造成不幸的烦恼。很显然，这种对待性的看法是不正确的。

进入 21 世纪以来，人们的思想意识已经在各方面都起了显著的变化，在对待性的问题上，很多男女已经能够直率地、诚恳地提出，希望得到正确的引导，提高他们的认识，保证他们的健康。这种情况说明广大群众希望获得科学的性学知识，以便正确处理两性关系、家庭和事业的关系，这种要求也是正当的。因此，帮助青年男女正确地认识性的问题和对待恋爱、婚姻和家庭的问题，是很必要的。

人类的神经系统是十分发达的。人除了性生理上的本能以外，还有思维，有语言，有情感。他还有继承着前人的意识形态方面的责任。这样两性关系问题就不只是生理现象，还是社会现象的重要组成部分。邓颖超同志在《论社会主义社会的爱情、婚姻和家庭》一书中说道："列宁不止一次地教导大家；两性关系、家庭问题，绝对不是个人的私事或生活的小节，而有重大社会意义的事情。男女双方恋爱、结婚和组织家庭的结果，很自然地要产生第三个新生命——孩子，从而就发生了社会内容，发生了对孩子和另一方的责任"。因而要处理好两性的关系问题，就不能用回避的态度来对待。而爱情、婚姻对人的影响又那么大，成功的婚姻不但使人的生活愉快，并能激发人的上进心和工作热情，为子女创造幸福的成长环境。相反地，失败的婚姻，可以使人颓废、沮丧，影响生活、健康与工作。因而，青年人应当严肃、认真地对待这个问题。家长、教师与青年工作者应当善于诱导。科学工作者则应重视有关"性"的领域的科学研究、生殖生理、生殖病理的研究，以便更好地为计划生育服务，为社会的进步、为人民的幸福服务。

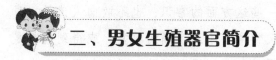

二、男女生殖器官简介

1. 认识男性生殖器官

男性的生殖器分为内、外两大部分，外生殖器包括阴茎、阴囊；内生殖器包括睾丸、附睾、输精管、射精管、精囊腺、前列腺、尿道球腺和部分尿道。

（1）阴茎是男性的性爱器官，兼有排尿和射精的双重功能。阴茎可有勃起（硬）和松弛（软）两种状态。阴茎分为三个部分，后部称根部，中部称体部，尖端称头部和龟头。整个形态为圆柱形。阴茎头的尖端有尿道外口，头后稍细的部分为冠状沟，对性刺激特别敏感，男性获得主要性感的区域就在这里。

阴茎为什么会有软硬之别呢？这是一般人都搞不清的问题。简单说来，阴茎内部有两个平行的长柱状海绵体，海绵体由许多小梁和腔隙组成，腔隙与血管相通。当海绵体的腔隙充血时，阴茎即由细逐渐变粗，由软逐渐变硬，这就是阴茎勃起的机制，当性兴奋消失以后，阴茎就会由硬逐渐变软。

阴茎也不是想说硬就硬的，当然也不是想软就软的，因为阴茎的血管受到副交感神经也即我们常说的自主神经的支配。副交感神经的特点就不受人体主观意识的支配，比如支配心、脑、心脏的神经我们自己就不能随意控制。

阴茎勃起是正常性生活所必需的。如果血管与神经的功能受损，男性的性功能将受到影响或出现障碍。

阴茎是一个容易藏污纳垢的地方。这主要是因为包皮内层和龟头皮肤之间的窄腔隙间内，很容易积存污垢。因此，男性要经常清洗，否则很可能通过性爱，诱发女性的宫颈糜烂甚至宫颈癌发生。

（2）阴囊　可以说，阴囊很丑，但是它很"温柔"，它位于阴茎根部下方，其中容纳两个睾丸，中间由阴囊中隔分开。阴囊的皮肤薄而柔软，有很多皱褶，有较多的色素沉着，显得比其他部位的皮肤黑一点，阴囊上生有稀疏弯曲的阴毛。

阴囊也很娇气，它对冷热的反应都很敏感，受冷时收缩，受热时则松弛，有点热胀冷缩的意思。其实，这种变化是人体的一种重要功能，因为男性生殖细胞——精子的产生，需要较低的且有一定范围的温度，太冷或太热时，都会影响精子的生长与储存。因此，当温度太低时，阴囊就会收缩，保存热量；温度太高时，阴囊就松弛，以利于散热，因此，也可以说，阴囊很聪明。

（3）睾丸　睾丸是男性很重要的一个器官，呈卵圆形，重 10～15 克。每一侧睾丸的上边都有一个附睾，睾丸与阴囊隔相贴附并存在于阴囊中。睾丸是男性的重要生殖腺，是产生精子、分泌雄性激素的器官。

（4）附睾　从附睾这个名字上，我们就大概能知道它和睾丸关系很密切，它呈新月形，紧贴睾丸的上端和后缘，两者借睾丸输出小管相通。

附睾上皮具有吸收、分泌和浓缩功能。睾丸内生成的精子尚未成熟，没有授精能力，必须在附睾中停留一段时间才能成熟。睾丸中的精子没有运动能力，进入附睾依靠三个因素：一是睾丸液流入附睾时将精子带入；二是依靠输出小管纤毛上皮的纤毛运动；三是附睾管壁自动节律性收缩。

附睾尾部是储存精子的地方，而且还具有重要的吸收、分泌、免疫功能，为精子在形态和功能上的成熟提供了合适的环境。精子在通过附睾的过程中，逐步获得运动能力和授精能力。精子在附睾中能存活 32 天。

（5）输精管和射精管　输精管是附睾管的直接延续，大约有 50 厘米长，管壁较厚，管腔细小。输精管起于附睾尾端，在睾丸后缘上行进入精索。

输精管从腹股沟管进入腹腔后，立即向内下弯行而进入骨盆腔，最后达到膀胱底的后方，两侧输精管逐渐接近。管腔开始膨大形成输精管壶腹。壶腹的下端变细与精囊腺的排泄管汇成射精管，射精管长约2厘米，穿入前列腺，开口于尿道的前列腺部。

（6）精囊腺　位于膀胱底后方，输精管壶腹的外侧，是一对长椭圆形的囊状器官。精囊腺排泄管与输精管末端合成射精管。精囊腺分泌黏液状的液体，精液的60%由黏液组成，内含果糖和前列腺素等。精囊腺分泌液可促进子宫接受精子，促进精子与卵子相遇结合。

（7）前列腺　前列腺体是一个粟子形的器官，上端宽大邻近膀胱底，下端尖细朝前向下，位于膀胱和尿生殖器之间。男性尿道自底向尖部贯穿于前列腺，形成尿道前列腺部。老年人患前列腺肥大时，常会压迫尿道而引起排尿困难。

前列腺由腺组织和肌肉组成，腺组织分泌前列腺液，性高潮时，前列腺肌肉组织收缩，使前列腺液排空，液体经腺导管进入尿道。进入尿道的精液，包括从睾丸和附睾来的精子，精囊腺的液体及前列腺液。前列腺一旦开始收缩，射精就会不可避免地发生。然后，尿道肌肉收缩使精液以连续冲击状射出，这个过程称作射精。

（8）尿道球腺　尿道球腺是豌豆大小的球形器官，位于尿道膜部的后外侧，排泄管开口于尿道球部。该腺分泌物为黏液状。

2. 认识女性生殖器官

女性的生殖器官也分内外两大部分。正常成年女性的外生殖器包括大阴唇、小阴唇、阴阜、阴蒂、前庭大腺和阴道前庭等。内生殖器有卵巢、输卵管、子宫和阴道。

（1）大阴唇　呈纵形隆起状，大阴唇在中线处合拢，覆盖小阴唇、阴道口及尿道外口而起保护作用。大阴唇脂肪丰富，外侧皮肤有色素沉着而呈黑色，有阴毛生长。内侧皮肤较润滑。在女性发生性兴奋时，大阴唇从中线向外张开，使阴道口暴露。

（2）小阴唇　位于大阴唇内侧，含脂肪少，表面光滑，不长阴毛，富有弹性，小阴唇前面有阴蒂，左右会合成阴蒂系带。小阴唇内面是性感区。性兴奋时，小阴唇充血，增大 2～3 倍，性爱时，小阴唇增大，能使阴道有效增加长度，适应因勃起变硬、变长的男性阴茎插入而不受损伤。

（3）阴阜　阴阜是女性生殖器的表面部分，位于耻骨联合前面，皮下脂肪较厚，皮肤上长有阴毛，呈倒三角形。

（4）阴蒂　位于大阴唇的前会合点，被阴蒂包皮包绕，呈圆柱形，由两个能够勃起膨胀的海绵体组成，分为头和体两个部分，阴蒂上有丰富的感觉神经末梢，对触觉十分敏感。阴蒂是重要的女性器官，刺激阴蒂能引起性兴奋，女性要达到性高潮一般需要有阴蒂的刺激。性爱时，由于会阴部肌肉上缩，使阴蒂退缩，离阴道口较远，但由于阴茎在阴道内不断抽动，与小阴唇相连接的阴蒂包皮也不断被牵动，进而刺激阴蒂达到性高潮。

（5）阴道前庭　位于两侧小阴唇之间的裂隙，呈菱形，中间较宽的部分称阴道口，尿道外口位于前上方。

（6）前庭大腺　位于阴道两侧，开口于小阴唇内侧，性兴奋时，能分泌出液体润滑阴道。

（7）处女膜　位于阴道与阴道前庭分界处，是中间有孔的薄膜，第一次性交时，处女膜破裂，并伴有轻微疼痛和少量出血。未婚的女性，也可能因剧烈的活动而使处女膜自行破裂。

（8）卵巢　为女性的生殖腺，是产生卵子和分泌女性性激素的器官。

通常情况下，每过 28 天，两个卵巢中一个卵巢的卵泡破裂，排出一个卵子，下一个月由另一个卵巢排卵，两侧卵巢排卵相互轮番进行。排卵后剩下卵泡细胞转换成黄体，黄体能分泌黄体激素或称黄体酮，使子宫黏膜增厚和乳腺增大，有明显助孕作用。如果怀孕，黄体会在 6 个月以内消失。如果未经妊娠，则黄体在排卵后两周消失，随后引发月经。

（9）输卵管　正常女性的输卵管长 10～12 厘米，共分为子宫部、峡部、壶腹部和漏斗部四部分。精子与卵子的结合通常是在输卵管内进行。

受精卵在输卵管内的一边进行分裂，一边向子宫内行进。受精卵进入

9

子宫后着床，称为妊娠或子宫内妊娠。如果受精卵由于某些原因而停留在子宫以外的任何部位，称异位妊娠。如果卵细胞没有受精，则随着月经期子宫黏膜脱落而排出体外。

（10）子宫 子宫是胎儿发育的地方，是一个壁厚中空腔小的肌性器官，位于膀胱和直肠之间的盆腔内，除宫颈前面以外，子宫全被腹膜包裹。成年女性的子宫长7～8厘米，宽约4厘米，厚约3厘米，形态像一个倒放的梨。子宫随着功能的改变，形态和体积也有很大的变化，妊娠的子宫宫体随着月份而增长。

（11）阴道 阴道是女性的性爱器官，也是排出月经和分娩胎儿的通道。阴道通常为7～8厘米，阴道黏膜有很多皱褶，在性爱或分娩时，可以伸展开来，使阴道变宽。阴道本身没有分泌腺，前庭大腺的分泌液也不多，在性爱时不足以润滑阴道的作用。阴道壁部经常有细胞脱落，脱落的细胞混杂在阴道的分泌物中，形成白带。

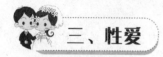

三、性爱

爱是奉献出一个人自我的行为，性爱则是通过性结合奉献出一个人自我的艺术，如同所有的艺术形式一样，性爱也是运用技巧和想象力创造美好的东西。它创造的美好是结合的奇迹，是男女两者的合二为一。

在所有的艺术形式中，如果艺术家有想要创造美好的东西，他便应该学会使用他的工具，同时还应用掌握技巧，在性爱中，"艺术家的工具"是他的身体及身体的全部功能，以及她的身体和身体功能。他们技能的提高和完善，来自彼此对"性解析"的理解，以及努力锤炼他们的性爱艺术。

在人类的性动力中，我们发现了不同的东西，不仅由于性欲高潮紧张状态的减轻，使人获得快感。而且性觉醒的动力状态本身就可使人获得快感。甚至当它并非在高潮尽兴而终的情况下，它也通常令人感到欢愉。

解释这一点是十分重要的，因为它涉及整个人类性的能动性和目的，

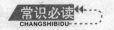

以及性生活的意义，在夫妻相互唤醒过程中的动作和语言，每一方都在努力增强对方的性觉醒和愉快。性爱的艺术可以实实在在地制造爱。

性爱之前的爱抚通常被称作前期游戏（foreplay）但这是一个不恰当的术语，由于它并非准确地概括出性爱的真正意义，而似乎是暗示着别的什么。将性爱前的爱抚仅看作是觉醒的举动，旨在将夫妻导入性交的身体准备状态，这是错误的认识。但是，许多有关婚姻的图书重点介绍丈夫采用何种技巧才能使妻子达到身体准备迎合性的状态。仅仅看作是一个工具，仅此而已，而且它们认为做爱仅仅是丈夫的事，丈夫理应唤醒他的妻子，他应该主持前期游戏，使妻子为性交做好准备。诚然，男子在一两分钟内即可完全觉醒，不需要准备阶段，这是事实。但是，性爱是一种自身的相互奉献，因此当丈夫给了妻子性觉醒的欢愉的同时，妻子也会用性刺激他的方式"制造爱"，以示对丈夫的爱意。

将性爱仅视为给予，似乎也不准确。所有爱的举动，不管他们如何给予，关键在于双方在彼此给予中都能获得愉快，都能增强觉醒，至少这才是性爱应有的方式，这一点显而易见，但通常却被那些谈及婚姻的书籍所忽略不计。一方向另一方"给予"，使之达到性觉醒，但这并非是单纯的"给予"，因为他不仅在观察另一方的性反应中，而且从"给予"过程所体验的身体刺激中，他也获得了性觉醒。例如，一个丈夫发现妻子表现出显著的快感和性觉醒。他在刺激妻子的同时，自己也经历了强烈的感受，我们应将这一事实牢记脑中，否则我们会一味将做爱视为"给予"，从而忽视了给予一方也获得的性觉醒经历。我们不可能将性爱划分成若干量期或阶段，性爱也不可能有明确的"起点"和"终点"，而且这样做，也许会将我们引入把性从婚姻中分离出来的歧途。性爱是一个广泛的概念贯穿于夫妻关系的全过程。例如当丈夫白天从工作单位打电话给家中的妻子，尽管他仅说了一句："我爱你"他即是在做爱的表白；在丈夫即将回家之前，妻子抽出几分钟化一下妆，也是妻子爱的表示，由此可见，夫妻间的全部接触都可以是爱，爱并非仅仅是性交的初级阶段。

为了更好地解释性爱，我们将讨论觉醒和性交之外的性爱。我们的每一感觉都有助于我们的性觉醒，或至少具备该种能力。例如视觉、听觉、触觉、嗅觉，和味觉，通常诸种感官一起发挥作用，在做爱期间的种种时刻，尽管某一种感觉缺一不可，一旦缺失其中的任何一种，我们的做爱快感将被减弱。婚姻关系也将受到破坏。下面，我们将依次讨论上述每一种感觉。

1. 视觉

几乎我们所能看到的任何东西，都可成为性觉醒的刺激物，在视觉客体和觉醒状态之间存在着一种联系。例如，一个房间、一幅画或是一件衣服都可成为性爱的刺激物。但是，尽管视觉与性觉醒相关联，可同一刺激物不会对所有看见它的人产生同等程度的影响，有的人可能弱些，有的人可能强些，尽管对有些人来说，仅视觉刺激是重要的。但应重视夫妻生活浪漫的背景，或称之为爱的环境。

大多数妻子无须被告知浪漫重要性。浪漫以及浪漫的奇想，在一个女性的生活中有着很大的需求，不幸的是，无数的丈夫们无视这一需求。他们在涉及夫妻性关系时，很少或根本不考察浪漫的爱。这一现象普遍地存在于我们的日常生活中。

以至于许多女性断言：男性天生就没有浪漫的细胞。尽管这一说法不准确，男性在天性上并不比女性缺少浪漫，但是在我们的文化中，男性经常不愿意承认浪漫的重要性，他们也不情愿以浪漫的方式向女性示爱。现代的男性以鄙视的目光看待老派男性求爱的模式。吻女性的手、送玫瑰、写爱情诗，这一切被他们轻蔑地认为没有丈夫气。然而浪漫的男性绝非是那种漠视妻子欲望、举止粗鲁的丈夫，这也并非就是有大丈夫气的表现，我们仅能说这是一种缺少爱意的表现。我们建议：男士们应该去读一读流行的女性杂志上刊登的爱情故事。尽管这些故事内容浅薄，但却可从中看出，许多女性对浪漫的爱情满怀希冀，渴望它的到来，寂寞的心弦等着它的拨动。对于一部分女性来说，这些爱情故事竟是她们在生活中所接触到的唯一的浪漫。

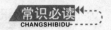
回避浪漫，性爱会变得单调、乏味，甚至堕入互为利用的关系。换而言之，它会扼杀爱。妻子不满意丈夫在性关系中自私自利的做法，她感到自己在被丈夫"利用"。一个苦恼的妻子极为反感其丈夫在性关系中不浪漫、干巴巴的态度。她满含泪水气愤地说："性？对他意味着什么？他不爱我，我不过是他的床上玩物！"

至少靠着训练，女性对间接或浪漫的视觉刺激物可引起较强烈的欲望，而为性爱创造一个浪漫的环境应是男人的事，这需要男性有意识地去做，并具备想象力和审美感，但最重要的，男性一定要首先具备施爱的欲望。他应形成一种浪漫的气氛，使对方的全部感官为之所刺激，共同作用，以达到增强性爱、刺激身体反应的效果。

我们这样说并不意味着仅丈夫为施爱者，妻子对于创造浪漫环境就没有一点责任了。事实绝非如此，家庭，就是一个浪漫的环境，其主要设计师则是妻子，不必有电影银幕上那样的家庭陈设，或是豪华宾馆中的新婚客房，一般的家庭也可创造出浪漫的环境。例如清洁的房间、插满鲜花的花瓶、新换洗的床单、与环境相适宜的香水气味等，都可以构成触景生情的浪漫的施爱环境。但许多妻子恰恰未意识这一点，尽管她们不休地抱怨缺少浪漫情趣，但是一个妻子总是满头夹着发卷，穿着粗俗的睡衣在室内游来荡去，她的丈夫还能保持浪漫的感觉吗？如果一位妻子每天穿着肥大的家常便服，趿着拖鞋，或是丈夫一进家门，就听到妻子谈头疼脑热或鸡毛蒜皮的事，无休止地发出令人生厌的抱怨，也许这还是一对新婚宴尔的夫妇，他们的蜜月的浪漫如此下去还能持续多久呢？另一方面，丈夫是求爱者，他的妻子是他的求爱对象，丈夫应当承担引导的责任，从妻子已言的欲望中得到提示，引导妻子在充满情趣的爱情之路上探险。

任何视觉的审美场所都可被描绘成浪漫的环境。我们个人的取舍标准，记忆和联想，决定着浪漫的选择"价值"。显而易见，只要与我们相爱的人在一起，即可将最司空见惯的场所变成一个浪漫的环境。打算表达爱意的丈夫应努力寻求一个最富于浪漫情趣的环境，如在烛光下吃晚餐，仅两个人的幽秘野餐，手牵手在花前月下散步。就像他没有"特殊理由"

赠送他的紫罗兰一样，这一切可以被准确地称为"间接刺激物"，即使这些刺激物与性觉醒之间没有必然的因果关系，我们并不是说它们因此就不重要了。我们曾询问过许多丈夫："你与妻子最近的一次约会是在什么时间？是你们俩与其他友人一起事先约定的聚会，还是仅你们两个人，由你特意安排与地共同渡过的一个良宵？"通常的回答令人失望。这些丈夫与妻子的最后一次约会，往往要追溯到求爱期间，最迟的是在蜜月期间。尽管现代社会的丈夫们，也曾偶尔"带妻子出去走走"，但不过是到杂货店或超市买买东西。由于无知或忙于家务，这些丈夫们通常忽略了浪漫的启示，没有看到浪漫情激与性生活之间的关系。而对大多数妻子来说浪漫的环境对于她们性欲的反应有着至关重要的影响，对于满爱意的丈夫来说，也是如此。

如果丈夫经常否定这些间接刺激的意义，那么妻子也会同样经常地不注意在性觉醒中去体验直接刺激的重要性。直接刺激指的是那些可直接引起性欲反应有因果关系的刺激，任何物件均可通过联想变成直接刺激物，如看到全裸或半裸的人体极易起性觉醒。作为人类，当我们看到有魅力的人时，不仅仅是指看到异性时，我们会感到赏心悦目，如果爱能"使世界轮回"（女性是这样想像的），那么性则成了广告公司周而复始的主题，从高跟鞋到电子显微镜的一切商品，无不靠风情万种的年轻的女模特推销。这也引起了一系列造成性困扰的社会问题。

男性乐于观察一个有魅力姑娘，并非是不正常的举动，尽管当前的广告中，有些格调低下，有些文不对题，如让一个俊俏的少女驾推土机，但是这些广告的心理可靠性是无可指责的。

我们刚才说过，两性看到具有魅力的人物时，都会感到赏心悦目。然而，目前广告中的"性感染"几乎全部直接对准男性，广告角色全部由着衣或不着衣的具有诱惑力的女性扮演。这难道意味着女性看男性身体不会感到发生性刺激，或甚至会引起反感吗？当然不是，不过，在这一点上两性有所差异，应当识别和理解这一差异。

有些作家失之偏颇，他们在作品中说，几乎没有女性看到男性的身体

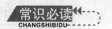

时会引起觉醒（而男性却发现一丝不挂的女性非常刺激），这些描述是不正确的，很难解释这个结论是如何得出的，在男性的杂志中，充斥着裸体少女的彩色照片插页，这些杂志都有着极大的发行量，脱衣舞女也跻身于明星行列，就连相当有影响的严肃杂志也刊出比基尼泳装的照片，与此相反，男性的身体则远没有如此的招摇过市，甚至连男性的健美杂志也几乎没有女性读者，但不可由此断言，女性对男性的身体缺少兴趣。若想解释清楚这一问题，我们需从社会影响上寻找答案。性刺激物的确定，受到文化的制约或影响。在我们的社会中，男孩和女孩所受到的"教育"有所不同，男孩被"教"为一个展示者，社会要求男性通过观看女性身体而得到刺激，而女性被要求满足于显示她们的身体被男性观赏，其中有多少成分来自后天影响，我们尚无法断言。

我们听到一些妻子抱怨她们的丈夫看男性杂志上的"那些照片"，这些女性由此产生各种各样的推论。有的指责丈夫对照片上的女性单相思，有的斥责丈夫堕落。但这些女性也应该反省，从自身找一找原因。有一位已婚的女性，她就不介意或至少不怎么介意这一问题，她说：这些女性想知道为什么她们的丈夫喜欢看脱衣舞女和女性的照片吗？这因为，作为妻子来说，她们是小气鬼。对于许多妻子来说，这位女性的话颇有些道理。许多妻子自命清白高尚，她们谴责脱衣舞女和作为观众的男人们，但是恰恰是这些"清白高尚"作怪，使得她们拒绝当着丈夫的面脱衣服，或带有挑逗地展示她们的身体，这便形成了一个令人可悲的讽刺，以挣钱为目的的模特和舞女，能够展示身体，而出于爱情目的的妻子们却拒绝展示身体。

这种看法并非是在给脱衣舞女和充斥裸女照片的杂志提供理论根据，也不是说它们之所以流行，是一些妻子拒绝向丈夫展示身体所造成的。我们知道，当前商业愈加流行的女性身体暴露和展示的趋热，难以一言以蔽之。但是，许多妻子应对直接刺激的重要性有充分的认识，通过这一方式可激发丈夫的性觉醒。妻子应解脱任何的压抑心理和虚伪的道德观，因为这将阻碍她不能向丈夫展示她身体。我们此处说的是虚伪的道德观。在夫妻的亲昵中，裸体如同一个相互分享的微笑或祝福一样的自然，毫无扭捏之感。当在夫妻生活中，妻子因裸体而感到困扰和压抑时，丈夫应帮助妻子渡过这一难关。特别是在新婚的最初几个月中，更应帮助她，因为许多东西她是未学过的。他可以给她鼓励、赞赏、安全感，最重要的是给她爱，爱可以使得她自然地、甘心情愿地向他展示全部身心。没有他的鼓励，她可能畏缩不前。一位丈夫在结婚12年后抱怨说：他的妻子很少情愿当着他的面脱衣服，他的妻子先是坦白地承认了这一点，然后她解释说："我一直无法断定他是否有想看我身体的欲望，因为他从未赞赏过我的仪表，也未透露过喜欢看我的身体的暗示。去年圣诞节，我要求他，能不能送给我一件私人礼物，而不是家庭用品，这是我们结婚以来仅此一次我向他要礼物，结果你猜他送给我什么礼物？而是一件绒布长睡袍！"

我们也许说：这位丈夫着实应学会一些如何使妻子满意的知识。如果他送给妻子一件透明的内衣作为礼物，这将会明白地传递过去一个重要信息，这件礼物告诉她，他发现她性感，有魅力，而且是以一种充满爱意微妙方式告诉她的，同时这也使她明白了他的暗示，丈夫期待她通过展示身体向他示爱。

虚伪的道德观以另一种方式在阻碍着夫妻的性爱自由。我们经常发现：一些夫妻要以极为隐秘的方式发生性关系。如在夜间，或者没有光线的环境里。他们似乎认为，那是耻于光天化日之下的行为，他们还受到常规的约束，仅在床上行事，为什么会这样呢？问题不在于不同时间，也不在于不同地点会有着别样的乐趣，其关键在于他们是否能在性爱中充分享受到他们的身体的美妙和达到忘我自由的境界。

2. 听觉

如同烛光能成为视觉刺激物一样，某些声音也能成为性觉醒的间接刺激物，例如音乐。音乐作为性刺激物的作用已得到广泛的承认，几乎无须多言。有些严厉的禁欲主义者甚至把音乐与某些药物同等看待。每当一些新音乐刚开始流行的时候，禁欲主义者就发出警告。例如摇滚乐，他们告

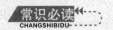

诚年轻人要警惕摇滚乐的诱惑。与此同时，他们将音乐看作是直接刺激物，而不是间接刺激物。

所幸的是，我们中很少有人接受这种告诫。音乐有着安抚狂躁的魅力，但却不会驱动人们达到性狂乱。但是，在影响我们情感反应的诸种因素中，音乐占有着一席重要的位置。"情绪"音乐能够影响及反映我们的情绪，礼拜式音乐的学生们很早就认识到了这一点，礼拜仪式音乐使人萌生虔诚之感，而爱情歌曲的音乐能撩动爱人们的情感，而爱情歌，推动他们向对方奉献出爱。

我们经常谈到"背景音乐"。在性爱中，由音乐的美妙意境，由旋律的抑扬，和弦的发展，节奏的起伏，或由与音乐相联系的记忆——特别是由夫妻共享过的那段音乐所激发的情绪构成了"背景音乐"。它也可以由歌词引起的想像而构成。

大多数夫妻都有着求爱期间浪漫音乐的记忆，那些旋律就是编织浪漫织锦的彩线。但为什么一旦结婚，它们就被束之高阁蒙满灰尘呢？在起居室里，仅夫妻两人伴着唱片的乐曲翩翩起舞，这比他们第一次求爱期间共听这支曲子还要浪漫。如果夫妻两人不共同努力，培育和扶持浪漫之花，那么它就会枯萎和死亡。许多夫妻忽略了浪漫的景和声，使得他们的婚姻生活变得沉闷和单调，浪漫这朵花在一天天枯萎，对于他们来说，爱情歌曲的旋律不过是求爱期间的一段记忆，他们叹息浪漫的过早离去。

历史上著名的爱情故事都是由诗歌和乐曲编写的，爱情诗歌既是一种爱情的公开表白，也是一种诱发性觉醒的刺激物，可成为夫妻浪漫爱情内容的组成部分，此外，还有行动和话语等，它们是一个不可分割的整体。

尽管爱情诗歌在夫妻性爱的全部组成部分中占有着一个重要的位置，但诗歌的语言却无法取代生活语言来表达性爱。丈夫向妻子表达他的爱及欲望的话，远远比最优美的十四行爱情诗歌更有刺激性。

对于性欲望的自由坦诚的表达，不仅仅是为了刺激性觉醒，而且这也是一种性爱成熟的表现。为了双方都能从性爱中获得满意感，这类的交流是不可缺少的。但是很遗憾，许多夫妻缺少这种交流，他们回避有关性欲望的话题，更不肯相互交流和讨论对性生活的感受。不情愿谈论性欲生活的感受是出于难为情，或是对这类话题存在着误解，甚至在夫妻之间，这类话题也被认为是不体面的，另一个原因是因为有关词语贫乏。许多丈夫仅仅知道生殖器和性关系的土话，他们感到使用这些土话不太合适，也许会冒犯妻子，像许多其他的误会一样，这一误会也"约定俗成"地被人们所认可和维护，使得丈夫羞于用这些词来与妻子谈论性生活，而他们对"适当"的词又几乎一无所知。对于有着健康性生活态度的妻子来说，当丈夫对她谈起他们的性爱时，她不会在乎他使用的词，也不会有被冒犯之感。她不会认为这些词"粗野"或"肮脏"。她只知道他在向她表达欲望，她也将以同样的自由方式，表达她的爱。双方交流对性生活的感受，可增进他们的相互觉醒。

3. 触觉

没有人曾充分地解释我们肉体接触时所经历的愉悦之感。当婴儿被母亲抱入怀中时，他会停止啼哭；一个生病的孩子希望人们抚摸他的前额；当爱人们手拉着手时，他们会感到如醉如痴。这就是触觉带给我们的欢愉及其所表露的爱意。这尚是一个秘密，一个给人异常愉快的秘密，在夫妻关系中，重要的情感交流手段就是接触。通过接触，以及爱抚，夫妻双方都能获得接触所带来的最充分的快感，丈夫和妻子都应学习这样一些知识，例如异性对爱抚的反应，更重要的是一方对另一方的要求和反应是什么，在这一点上，男性比女性有着更多的东西要学。大多数人在摸索中发现：爱抚是最富于意味和情趣的，最有爱意和最具有性感刺激的。许多女性由于忽视丈夫在此方面的作用，无形中减少了乐趣（当然，正如我们前面所提到过的，女性也有她们的要求和欲望）。

与男性的身体不同，女性的身体有着许多性感区。性医学家已发现这些性感区有着主、次之分，当主性感区被刺激时，通常将激发强烈的性欲反应。主性感区包括乳头、阴蒂和阴道。次性感区对于性刺激反应较弱，但不应因此而轻视它，因为它分布区域较广，毫不夸张地说它分布在女性

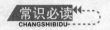

的全身。次性感区通常包括耳朵、喉咙、后颈、乳房、腰背部、腹部、臀部和内腿骨侧。但仅有丈夫才能发现使妻子感到最大的快感和爱抚的部位。当妻子获得性爱经验后，她会发现性感区在逐步扩大，而且她身体的更多部位对于他的接触变得越发敏感。从丈夫这一方来说，他不仅应熟悉她身体的性感区，而且还应学会能产生最大刺激的各种爱抚手法。

性爱通常经历一个从初级到高级的过程。丈夫和妻子相互地爱抚，就是性爱初级阶段最理想的刺激手段。通过爱抚，他们交流着体恤、柔情、依靠……爱抚的方式可表达丰富的情感，远胜于那种"开门见山"式的性交，尽管这一点显而易见，但许多丈夫往往忽视。难怪他们的妻子常常因感到没有爱情而苦恼。

接触和爱抚主性感区，应被认为是性爱的重要部分。它可使妻子达到性交的准备阶段，更重要的，它通常可使一个女性从性爱中直接获得最终的满足。这主要来自阴蒂的刺激。抚摸这一高度敏感的器官，通常被认为是性交前性爱的一个必不可少的组成部分。像所有性爱过程一样，这一动作切不可草率行事，他的轻柔抚摸应该始终传递着他对她的爱。由于阴蒂异常敏感，所以如果丈夫急躁和动作生硬，而不是耐心和细心动作。阴蒂则会被刺痛，致使妻子恼怒。丈夫应学习这一技能，同时从妻子那里得到提示，妻子也应公开向丈夫表达她的感受和欲望。通常的概念是，男性没有次性感区，至少与女性相比没有。这也许是个错误的概念，因为由此可导出一个结论，女性的爱抚不会引起男性的刺激和欢愉。应当说，夫妻间肌肤相交，照例会引起男性的兴奋和性觉醒。但同时应该承认，大多数男性对除生殖器以外的部位的抚摸，有着较小的反应，这一点与女性不同。

阴茎头是性欲刺激的主要性感区，特别是在生殖器区，通常均可被视为性欲唤醒区。尽管男性对于性交的身体准备通常不依靠这类刺激，与抚摸女性阴蒂的作用不同，因此我们不能说抚摸对男性"是必不可少"的措施。但作为一个向丈夫施爱中的"必不可"部分，以此激发丈夫的性感受，给予丈夫抚摸带来的快感。正如我们刚才所指出的那样，在一个美感的婚姻中，性爱的反应是互为呼应的，所以妻子在爱抚丈夫的过程中，不仅使丈夫获得快感，自己也因之引起性觉醒，不过，并非所有的妻子在爱抚丈夫的过程中，都能经历快慰之感，有些人甚至会感到厌恶。但是这些妻子应该意识到，这种相斥的反应也会有感觉，如果她有着爱丈夫的动机，她应及时纠正这种相斥的反应。

4. 嗅觉和味觉

如同分析其他感觉那样，我们也想将味道和气味分为直接或间接刺激物。但是，我们发现很难划分，简单划分难免失之偏颇，例如爱人共同使用一只酒杯喝酒，夜来香在卧室中留下的芬芳，我们仅能将其视为间接刺激物，因为没有可直接引起反应的特殊味道和气味。不过，富于浪漫情调的味道和气味可为性爱艺术增光添色。也许在某一个时期某些食物具有刺激性欲的属性，因此我们怀疑在味觉和性觉醒之间不无联系，然而至今尚未得到有关方面的证实。因而断言哪种食物或饮料是性刺激物，在理想的环境下饮食，尔后唤起了性觉醒的刺激物是什么，是环境、是食物，还是饮料起了主导的刺激作用？我们还可以举一个例子，玫瑰花的浪漫价值，是它的颜色、形态、气味，还是综合的整体？因此，我们没有必要去加以分析，只要认识和接受它所示的浪漫及它所奉献的一切就足够了。

我们也许讲不出这一范围内的直接刺激物，但是有些气味和味道属于直接刺激物的范围。特别是人体的气味能够引起强烈的性欲刺激。在《歌中之歌》中，金所罗门用他诗歌的语言强调了人体气味和味道是性刺激物。

诗人在诗歌中吟唱道："你气息的芬芳"，此处他所指的芬芳，并不是人工香料的气味，至少是香料的使用与人体的自然气味混合在一起而散发出的芬芳的气味，但人体的自然气味却是最有刺激性的。一度曾有向大众散布人体味是令人生厌的宣传，那是只有在人体不清洁的时候，人体的自然气味才有可能令人生厌。这里也揭示出一个道理，个人的清洁对性爱也有所影响。

味道，作为一种性刺激物，更难确定其刺激范围。但毫无疑义，爱人

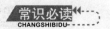

的皮肤和口唇是有刺激性的，《歌中之歌》中谈到"爱人嘴唇的'甜蜜'"，诗人是通过接吻获得这一感受的。

接吻在性刺激和爱的表达中占有着重要地位，可将它列为性觉醒的主要刺激手段之一。

口和唇的性刺激——吻。吻通常是少男少女们最早分享的性欲体验，接吻将他们引导至成人的性生活世界。无人会忘记第一次接吻，唇接唇所唤醒的那种感受。毫无疑问，这种感受是强烈的。

性爱有着各种各样的表达方式，但是唯有接吻，在性爱过程中夫妻周而复始地重复这一方式、无休无止，永不生厌，何以如此却是难以描绘。他们在口唇相交过程中，交流着欲望、委顺和许诺，对爱一再做出保证，从而达到了最充分的性表达。

委婉的描写历来仅限于接吻，却回避双方嘴唇相交时舌头的接触，以及舌头伸入对方口中。这种接吻方式被称之为"深吻"。到了交朋友年龄的少男少女们，被告诫不要"深吻"。如果姑娘（或小伙子）是在刻板、禁欲的环境下长大的，那么深吻对她们或许会成为一个障碍。一位年轻的新姑娘告诉我们，当她的丈夫打算这样吻她时，她大吃一惊，因为母亲曾告诉过她，这是一种堕落的举止。如果夫妻持有健康的性生活态度，他们一定会发现深吻是一种微妙的表达方式。

不难理解深吻具有极大的刺激性，舌头伸入对方口内，类似于性交时的性交动作，这是性爱的一个自然的部分，它在期待和允诺随后的肉体结合。

谈到接吻，我们有必要指出，吻并非仅口唇相交一种，吻身体的任何部位都可以引起对方的性觉醒。一个丈夫温柔地吻妻子的喉咙和指尖，会引起妻子身体的性欲反应，继而促发她的性觉醒，因此吻至少可以被列为间接刺激。妻子对丈夫的吻也同样有作用。"彼此用吻覆盖对方"，也许比吟诗唱歌表达爱意更有作用。

还有一些吻可作为直接刺激，如吻乳房特别是吻乳头，以及用唇和舌刺激乳头，应被列为直接刺激。作为主性感区，乳头的性刺激敏感度仅次于阴蒂。实际上，有些女性仅通过刺激乳头，就可达到性感高潮。对于大多数夫妻，接吻和抚摸乳房可以形成兴奋和快感。因此，他们往往"贪得无厌"地将这两个动作贯穿于整个性爱的始终。许多妻子对丈夫长时间地抚摸她们的乳头异常敏感，容易引起女性的烦躁或心理创伤。

有一点应加以强调，性爱的目的应该是以尽其所能的方式去制造爱，并应尽可能地奉献爱于被爱的一方。既不应仓促从事，也不应"技穷"，特别是丈夫通常需要记住这一点。许多妻子抱怨说，丈夫在性生活时中急不可待，总想仓促了事。既然爱是一门艺术作品。性爱应该以耐心、想像力和欲望的手法去创造一个两性的结合，这结合的深不可测的神秘感，仅在这时性爱才成为艺术，才会制造出最充分的爱。性爱永远是妙不可言和激动人心的历险。它是一个男性和一个女性通过爱寻求以婚姻的方式结为一体的历险。世上的夫妻没有一模一样的爱情经历，每一对夫妻的爱情经历永远不会相同，就如万花筒中五颜六色的小玻璃片可组成的图形一样，能千变万化。

阳光照在万花筒的彩色玻璃片上，五彩缤纷，使得万花筒中的图形美丽动人。性爱的完美图形也是通过点点滴滴的行为构成的。我们希望夫妻们能通过这点点滴滴的爱行为，去组合最完美的爱图形。

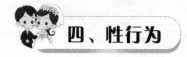

四、性行为

1. 初次性生活要注意什么

初次性生活常常发生在新婚之夜，一对新人，感情上灼热异常，但对性生活却又茫茫无知，或者羞涩不安，从内心讲渴望有所指导。那么，初次性交需要注意些什么呢？归纳起来大致有如下几个方面：

其一，要有充分的思想准备，婚姻前应该阅读有关性知识的书籍或接受婚前指导。初次性交时，一般的规律是男方容易发生急躁现象，而妻子却又羞涩与恐惧。在这种情况下，男方必须加以抑制。并且要对妻子倍加

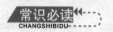

关怀与抚爱地进行充分性诱导，必须在自然而然中发生房事，切忌勉强性交。

其二，要掌握好妻子处女膜破裂的有关知识，随着性交开始，妻子处女膜破裂，会出现微痛与少量出血，大多数女性由于性冲动的缘故。这种破裂带来的不适未必觉察，或至少不会妨碍性生活的继续进行。少数女性由于破裂疼痛，显得十分痛苦，应该立即停止性生活。作为妻子，对于处女膜破裂不要抱有紧张与恐惧心理，性交时两腿向上屈起并分开，用手托住，同时用力屏气，这样会减轻破裂带来的不适现象。

其三，要知道初次性交丈夫有早泄的可能，未接触女方或刚接触即发生射精，在新婚头几次性生活时这种情况屡见不鲜。这个问题的道理另有专题介绍，这里必须强调，不能因为初次性交早泄而误认男方性功能有问题，否则由此带来的精神负担与心理障碍，真的会酿成性功能障碍。

其四，要有节育的准备，不少新婚夫妇往往初次性交时没有这个准备。初婚阶段可采用避孕套之类的节育方法，或事先有准备地开始服用女用口服避孕药物。

2. 对男女性行为差异的认识

人类的性生活，如同吃饭一样，是人类天生的本性，除了生儿育女之外，也是人类正常的生理需要。进入青春期，随着生殖器官的发育成熟，男性会感到来自睾丸的压力、精囊膨胀、全身紧张等，女性则会出现性的紧张、心情的压抑等感觉。这些都是性激素分泌旺盛引起的正常生理反应，预示着一个人已经步入了成熟期。此时，男女双方都会产生性欲望，需要通过性交的方式得到满足。

科学而和谐的性生活能使人得到满足，使人心情愉快、身体健康、精力充沛、工作积极性高。反之，长期压抑、不和谐的性生活会导致性功能衰退，并出现心理上的焦虑和不安。了解和学习男女性功能之间的差异，力求统一、协调，才能使男女间的性爱和谐完美，才能有利于提高夫妻性生活的质量，促使夫妻间的感情沟通，从而达到构建和谐家庭和美满生活的目的。

（1）男女性冲动的时间差异　一般来说，男性性冲动容易激发，且性欲非常旺盛；女性性冲动出现比较缓慢且性欲相对较弱。也就是说，如果男性有了性欲，立刻就能够过性生活，而女性则需要经过一个准备时间，启动或性准备时间要比男性长。因此，为了使男女双方同步达到性高潮，男性应该注意克制自己，要对妻子进行性爱前的充分爱抚，等充分调动起妻子的性冲动后再进行性生活，这样才能使双方都得到性满足。

（2）男女达到性高潮的速度　男性性冲动出现较快，几分钟内即可进入性高潮，之后的消退也较快，女性性冲动发生则比较缓慢，一般需要十几分钟，甚至更长的时间，持续时间也较长，消退较慢。

（3）男女性高潮的次数　男性在每次的性生活中只能感受一次真正意义上的性高潮，也即射精的瞬间，高潮结束后，会有时间长短不等的"不应期"，也即阴茎疲软，即便是很强的刺激也不能使之勃起，其时间的长短与年龄和个人身体状况有着较大关系。而女性在性生活中，不存在不应期的问题，可在一次性生活中产生一次至数次性高潮。

（4）男女性兴趣的差别　男性的性兴趣主要表现为性欲的旺盛而强烈，迫切需要发生性行为。女性则恰巧相反，女性不仅仅重视性高潮，更注重与丈夫的情感交流，性高潮的激发较晚，性交的欲望只是其中的一部分而已，并不占据主要地位，甚至仅靠裸体拥抱也能得到满足。

（5）影响性冲动的因素　男性性幻想比女性强，而且受周围环境影响而减弱的情况比女性少一些。女性则会受到环境、灯光、声响、位置的移动或肌肉痉挛、性爱体位等影响。经常变换性爱体位，可提升夫妻性兴趣。通过经常变换性爱体位的方式不仅可以促进夫妻情感，也可降低男性射精的冲动，维持相对较长的性爱时间，从而缓解男女自身生理上的不同步性，使妻子有更多机会达到性高潮。

男女双方不能同时达到性高潮是因受到男女性生理、心理、文化、习惯等各种因素影响，但多数情况是由于缺乏性知识和性经验等造成的，只

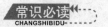
要夫妻双方通过反复实践，掌握对方性生活的习惯和规律，互相默契配合，就可以使性生活和谐、美满。

3. 新婚阶段性生活要注意什么

新婚宴尔，夫妇之间感情灼热，又通过初次性交的羞涩以及处女膜破裂等"关卡"，在蜜月期间最容易发生的问题是性生活过于频繁，这也是新婚阶段性生活必须注意避免的事。

新婚阶段，男女双方经过婚前筹备婚事一番"拼搏"，体力上已有极大的消耗，有些人为了筹划经费，也一度节衣缩食，体质上或许也有下降，倘若婚后再有频繁的房事，无论体力或体质都会每况愈下，对健康不利。再说，新婚阶段夫妇双方性生活的规律还都处于互相配合与摸索阶段，是否能彼此默契或和谐还有待一段时间的经验积累和互相适应。新婚阶段过频的房事，都会加重男女双方性控制神经"司令部"或性器官的负担。这样就容易发生性功能障碍，由于新婚阶段房事不当引起今后性功能异常的例子还是不少的。

另外，新婚阶段由于性生活的进行，女方外阴部的环境有了一个突变，原先大阴唇、小阴唇较紧密地掩盖着尿道口与阴道，成为一个天然的保护性屏障，这种屏障随着性生活而受到干扰，于是明显地增加了细菌侵犯的机会，尤其细菌逆行入侵尿道引起尿路感染更是司空见惯，所以专门有"蜜月性膀胱炎"之称，一旦发生，妻子会出尿频、尿急、尿痛与血尿等症状。由此可见，新婚阶段房事应该格外讲究性器官卫生。

最后提醒一下，蜜月旅行已成为时髦之事，由于旅途的艰辛与疲劳，加上旅途卫生条件的不理想，都可增加因房事过多带来的体力不济或"蜜月性膀胱炎"的机会，值得引起注意。

4. 性生活前要做哪些准备工作

性生活前要做如下三项准备工作：感情准备、卫生准备和节育。

（1）感情准备 指的就是前边曾谈到的性诱导问题，大家都知道，性生活是夫妇感情的一种升华行为，它的发动与进行全受到双方感情程度的主宰，并非是象机械性地完成某项任务一般。为此感情准备的要领，一是要有精神准备，一般激情，没有对偶倾慕与喜欢的感情流露，也就不要贸然性生活，只有双方情投意合，各有欲望与需要时，才是恰到好处。当然，这种精神准备通过夫妇间的感情交流和必要的亲昵即可达到。另一方面是生理准备，那就是通过彼此帮助刺激性敏感区来达到，充分发挥视、听、嗅、触等感官刺激来诱发性的冲动，这样一个感情准备阶段至少十余分钟到半个小时左右才行。

（2）卫生准备　卫生准备实际是性生活的基础卫生工作，性生活前男女双方都应该清洁性器官，例如用清水洗一下或用清洁湿毛巾擦一下。目的是清除掉性器官处藏匿的细菌，可以最大限度地减少性器官与泌尿道的感染性病变。

（3）节育准备　节育准备当然是为了防止性生活后怀孕，许多不想生育结果却不慎怀孕的女性，往往都是性生活前没有做好准备而怀孕，所以切勿小觑这个问题。根据每对夫妇的实际情况，无论男用的避孕套，女用的口服避孕药或宫内节育器等，都不失为有效的节育方法。人们常说计划生育，每对夫妇对自己的生育也应有个计划，不需要生育时必须采用节育措施。

5. 性生活后要做些什么

性生活后要做如下三项结束工作：即放松活动、卫生工作和补救避孕。

（1）剧烈体育运动行将结束时，一般应做些放松活动，性生活在到达性高潮后很快进入消退状态，也应该有一些放松活动，不要小视这个问题，前面讲过，丈夫性满足后性兴趣消退迅速，但妻子却不同，绵绵之情可延续较久。因此，丈夫在放松活动中还应该给予妻子继续抚爱与温存，使妻子的心灵与感官上都留下一个美好的"烙印"。这种甜蜜的"烙印"既使这次房事显得十分和谐，又为下次性生活的驱动埋下可爱的"种子"，这样做对于丈夫本人来说，也会继续得到心灵上的最大快慰，这种性生活结束后的放松活动，一般也应该持续十余分钟。

（2）性生活完全结束后，仍然要有一个收尾的卫生工作，性器官洗涤或擦洗一下，女方如果不准备怀孕，性生活后可下蹲一会儿，让阴道内过多的分泌物与精液流掉，否则会因过分潮湿外阴部而带来不适，况且最好排尿一次，利用尿液冲刷尿道与尿道口的原理，不让可能入侵的细菌为非作歹，可显著减少尿路感染的机会。女方曾有反复尿路感染史者，性生活后不妨也可口服一些尿路杀菌药物预防尿路感染，例如口服呋喃旦啶、吡哌酸或复方新诺明等，一般服用1~2次，每次2片，选用上述任何一种药物均可。

（3）补救避孕是指事先没有节育的准备，冒冒失失过性生活后，寻找一些办法补救，避免怀孕，或者叫作事后避孕。目前可供应用的事后避孕药不太多，比较用得多的是已烯雌酚，每次性交后需要连服5天药，每天5毫克，分2次服用，有效率在99%以上，但有恶心、呕吐等不良反应。此外，也可以在性交后单次口服18－甲基炔诺酮探亲片1丸（5毫克），效果可达98.3%左右。

6. 远离性生活中的禁区

由于对性生活的无知或者对性交的其他考虑，夫妻之间往往会采取一些不科学的性交行为，长此以往，不仅会影响夫妻双方的身体健康，还会对双方的心理造成很大的影响，甚至会影响到夫妻以后性生活的和谐与美满。所以，新婚夫妇们最好多学习一些这方面的知识，坚决杜绝有害身体健康、影响夫妻性和谐的性交行为。

禁区一　不要带病过性生活

性交过程会使身体许多系统处于兴奋状态，容易诱发病情加重，所以当一方或双方身体处于以下疾病时，应暂时停止性生活，身患性病、结核病等传染性疾病应避免性交；正患有某些严重器质性疾病，且医生嘱咐不能过性生活者，也不可勉强过性生活；重感冒患者也不宜性交。

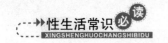

禁区二　不要疲劳性交

劳累后立即过性生活会损害健康。性生活要消耗一定的体力和精力，精神或身体疲惫时过性生活往往达不到高潮，收不到双方满意的效果。

禁区三　不要在饱食后或饥饿时过性生活

饱餐后胃肠道充盈并充血，大脑及全身其他器官的血液相对供应不足，影响性生活效果。而饥饿时，人的体力下降，难以支付完成性交过程必备的精力，所以饥饿时也不宜性交。

禁区四　不要酒后过性生活

大量饮酒后血液中酒精含量超标，容易诱发阴茎勃起不坚或早泄，妨碍性生活和谐，另外，酒后性生活一旦受孕，会对胎儿造成不良影响。

禁区五　不要在心情不愉快时勉强过性生活

性生活是夫妻双方共同参与的事情，双方情绪的好坏会直接影响性生活的质量，在一方情绪不佳时勉强过性生活，容易使人产生反感情绪，导致性冷淡或阳痿。特别是不能存在男尊女卑思想，在性生活中不听或不尊重女方的愿望而为所欲为，是绝对不可取的。

禁区六　不要在月经期间过性生活

人所共知，月经来潮时，子宫内膜有创面、损伤，在这种情况下进行性生活，首先，性器官会进一步出血，会引起盆腔血管淤血现象，会发生腰酸、背痛等症状，其次，月经期子宫内膜广泛充血，加上性生活的刺激冲动带来一系列神经反射，会引起子宫不同程度的收缩，加上性器官充血月经变得不规划，表现为经血量增多，经期延长，月经滴沥不清，出现经期一系列的不适现象，第三，性生活难免会将细菌带入女性生殖道，有可能引起子宫内膜炎、盆腔炎等，因此，月经期应该禁忌性生活。

禁区七　不要不洁净性交

如果生殖器不卫生，会在性生活过程中将细菌等病原体带入对方体内，给对方的健康构成威胁。而性交前洗下身，不仅有益于双方的健康，

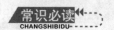
还有助于性生活和谐、美满。此外，性生活的满意程度也和环境的卫生相关。

禁区八　不要匆忙而就

性交之前要做好充分的准备，比如爱抚等都是很重要的，不做好准备工作就急于性交，会使女性阴道干涩诱发疼痛，很难使她达到性高潮，长此以往容易引发女性的性冷淡。

禁区九　不要在精神过度紧张和羞怯时性交

精神过度紧张或过于羞怯容易引起男方的阳痿、早泄或女方阴道痉挛，最终影响性快感。要尽量保持轻松、愉快心情，女方也应破除传统思想束缚，积极主动地与丈夫配合，才会使性生活过得和谐、尽意、美满。

禁区十　不要浴后马上行房事

浴后立即过性生活，会使血液循环平衡失调，影响身体健康。特别是在桑拿浴过后更不宜马上性交。

禁区十一　不要在性交过程中拖延射精

有人为满足感觉享受，或为了迁就女方使其达到性高潮，往往故意抑制和推延高潮到来，殊不知这么做对身体健康是有害的。因为男女生殖器官长时间充血，可导致泌尿生殖系统的停滞现象，从而引起前列腺的疾病及女性月经不调、下腹部坠痛等的发生。所以专家告诫，不要有意拖延性交的时间，如果长时间重复这种不科学的性交行为，将会引起神经衰弱，损害身体健康。

禁区十二　不要不完全性交

有些夫妻为了避免受孕，往往在性交过程中临近射精时突然中断性生活，这就是不完全性交，采取体外射精方法避孕的人往往也是采取这种方式。然而，从生理角度来看，性交在射精以前中断，即将射出的精液无法及时排出，精囊也没有完全排空，大脑皮层和脊髓中枢神经仍旧长时间地处于紧张状态，长此以往，会引起男性前列腺疾病、尿道末端的停滞现象或者阳痿，而女性在中断性交后因为达不到性高潮，无法得到性满足，会产生焦躁不安、易怒等不良情绪，从而影响夫妻感情，而且依赖这种方式也无法真正达到避孕的目的。不完全性交是一种不科学的性行为，为了避免夫妻双方性生理和性心理的健康受到影响，新婚夫妇们应该避免这种不可取的性生活方式。

禁区十三　不要在妊娠期前3个月或临产前1~2个月过性生活

对于性生活安排来讲，可将妊娠期分成三个阶段：妊娠前3个月，临产前1~2个月，以及两者之间的那些月份。

妊娠前3个月，一般应该避免性生活，以防止子宫收缩而发生流产。因为怀孕前3个月，胚胎在母亲子宫里还未牢固地生存下来，随时有掉落的危险，性生活时期阴道与子宫颈受到机械性刺激，腹部也许会受到挤压，尤其性生活过于剧烈情况下，这样一些机械性力量也足以引起流产，因为这些机械性力量会诱发子宫的强烈收缩。另外，现代医学还发现，男性的新鲜精液能引起女性宫肌肉大幅度的收缩或松弛，这是因为精液中有某一种能刺激和影响子宫肌肉活动的物质在起作用，即前列腺素，人体内除精液中有前列腺素外，其他许多脏器都会生产此类物质，精液中的前列腺素数量过多或子宫肌肉对前列腺素的反应特别敏感，也容易发生流产。

临产前1~2个月必须严格禁止性生活，理由也很多：行将成熟的胎儿本已有娩出的可能，如正好因性生活引起子宫收缩，容易诱发早产。"十月怀胎"临近"一朝分娩"的那些日子里，孕妇身体抵抗力下降，甚至还会伴有水肿、高血压等情况，在此期间性生活，更有增加细菌侵犯生殖道和泌尿道的机会，一旦发生感染，要增加正常分娩的危险性。再说，如果夹杂有一些妊娠异常情况，例如前置胎盘、胎盘早期剥离等，未及时处理，又冒失性交，有时会引起孕妇子宫内大出血的危险。

介于妊娠前3个月和临产前1~2个月之间的那些月份，并非全部不能性生活，因为此时发生流产与早产机会较少。不过，毕竟是妊娠期，还是以减少性交次数为宜，即使性生活，动作也不应过于频繁与剧烈，女方腹部切忌受压，而且格外应该注意性生活的清洁卫生。

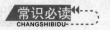

禁区十四　哺乳期性生活注意事项

尽管产妇在产褥期已开始哺乳，但是这里指的哺乳期却是产褥期以后那些孩子喂奶的日子，可以长达几个月至一年左右。无疑，哺乳期是可以进行性生活的，但是必须注意如下几件事：

其一，在哺乳期的初期阶段，刚离产褥期不久，恢复后的性生活不宜太频繁，最好是2~3周一次，倘若产褥期一度有过产褥热，或者"恶露"还没有彻底干净，虽然已进入哺乳期，也宜暂缓性生活。随着哺乳期的延长，性生活次数也可以逐渐增多。

其二，哺乳期内，母体需要大量的营养，一方面仍然是产后养息身体的继续；另一方面分泌乳汁要消耗体内不少能量物质，此时是颇为讲究营养补充的，而且无论精力和体力也需要继续"养精蓄锐"，所以总的来讲，在哺乳期希望由于过多的性生活体力消耗而影响体质，否则对哺乳女性本人或被哺乳孩子的健康都是不利的。

其三，避免哺乳期内怀孕也是一件值得重视的事，过去，不少女性有一种不好的习惯，利用哺乳避孕，认为哺乳期不会怀孕，因此性生活既频繁又放纵，其实错了，哺乳期内因体内性激素代谢方面的影响，有时的确会抑制月经来潮，有时也可以抑制卵巢排卵，但这种生理变化并非是绝对的，因哺乳末避孕而怀孕者不乏其例，这种怀孕习惯上叫作"暗有"，所以应该防止"暗有"的发生，千万不要忘记哺乳期应避孕。同样道理，也切忌因奢望哺乳不怀孕而无休止地延长哺乳期，这对于哺乳女性及被哺乳孩子的健康都是有弊无利的。

7. 情感交流

通过两性最终的结合，婚姻才得以完善，反之，没有性结合的婚姻是不完善的。通过性交，婚姻变成了一个实体。被印上了牢不可分的印迹。在肉体相交中，男性和女性实实在在地"成为一体。"除此以外，仅有母亲和胎儿才可能有这样一体化的状态。

爱就是寻求结合，与另一方结合而成为一整体。性生活是一种身体、心理和精神共同作用的动作，它可以融化人们对爱的饥渴的孤独感。男性将他的身体给了女性，并将他的种子植于的她体内，另一方面，女性在爱抚中，她接受了他的肉体的顺从，主要的是无私的爱，她奉献出了自我。出于彻底的信任，她将自己的终身交付于他；出于希望，她渴望从他那里获得完善。

大多数人单纯地将性结合解释为：阴茎插入阴道，然后射精。即使仅从肉体的角度来谈论婚姻，这种解释也是不充分的。对于人类来说，性结合是一种爱的行为。如果我们仅是拘泥字眼而考虑它，就贬低了人类的本性。令人痛心的是，社会上的很多人正是这样解释性行为的。

我们想再重复一下在上一章讲过的话，性爱不可能被恰当地分成若干阶段，它表现为欲望由弱渐强，最终升至顶峰。夫妇俩的相互觉醒使性爱成为一种非常自然的过渡，而这种觉醒要通过爱欲的身体表达来唤起，性觉醒引导夫妇渐入性结合的巅峰佳境，这是一种十分自然的过渡，不是通过压制，也不是通过单方面的要求，而是出自渴望实现奉献自我的欲望。

但是，这种欲望需要交流。夫妇双方如何能知道对方持有这种欲望？她应该"告诉"他，用口头表达以及其他方式，告诉他自己的身体已经准备好了，渴望接受他。只有这样，他才能知道她的欲望，他才能满足她的需要，即使在爱发展到顶点时，也不会赋予夫妇能够"阅读"对方思想的能力。他不可能看到她的思想和感情，虽然她思想集中，感情充沛，她不说也是无济于事，因为只有她自己知道自己的觉醒状态，她应该向对方发出她已准备就绪的信号，靠着真心的引导，男性将女性带入了迫切渴望接受他身体的状态，与此同时，他也增加了自己的快感，并为接下来的性交流过程创造美好结局，而性交流又是夫妇间交流至关重要的手段。

丈夫和妻子可以用各种方式和手段交流他们的感情和欲望，直接地或间接地表达。随着他们关系的深化发展，他们可以掌握一种为他们独享的交流方式，也就是他们的"爱的语言"。通过这种语言，他们彼此都可以学会如何充分地爱对方。只要这种语言能够被对方充分理解，它的传达方式倒是无关紧要的。言语、手势，甚至面目表情都可以，关键问题不是如

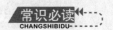
何交流，而是如何更好地交流。不过，眼神不是一种理想的交流方式，它所传达出的信息含糊不清，令人难以捉摸，且容易造成误解，而误解会给婚姻留下创伤。语言是表达性欲和感情的最好的方式，它意思明确而清晰。但是，夫妇应当努力发展自己的、无拘束的表达方式，什么方式最适合于他们，就采用什么方式。

有关性生活的姿势不拘，以其能达到最理想的效果为原则，什么姿势都是可以的。尽管有些婚姻指南以大量篇幅详细地描绘各种不同的姿势，但是，性结合动作的性质和人体的构成仅能允许有几种基本的动作变化。当然，爱的欲望会引导夫妇寻找到最理想的交流爱的方式，因此用详尽的文字介绍性活动动作是不必要的。

但是，这些姿势的差别可以在性爱中起到一定重要的作用。性结合不仅是肉体相结合，夫妇的心理也在发生交往，因此在选择姿势上，通常也含有某些"意义"，也在传递着某些情感需要。这是确实存在着的，尽管夫妇们没有意识到这一点。

性结合不存在着什么"正规"姿势。夫妇所采用任何姿势，只有在我们脑子里有着"正规"的模式，我们才会谈到正规的姿势。人们头脑中的正规姿势，不过是一种被大多数人广泛使用的姿势罢了。正如一些研究人员指出的那样，所谓正规姿势至少是受文化制约的。在西方文化制约下所通常采用的"正规"的性交姿势，在非西方文化制约中就很少采用。重要的是夫妇的选择，夫妇应摆脱不健康情感的道德束缚，随心所欲地做出自己的选择。他们的选择有可能这一次不同于上一次，这是因为丈夫和妻子的欲望和情感需要也不是一成不变的。

未婚或新婚的男女们也许会问为什么要尝试不同的姿势？对于美满幸福的已婚夫妇他们会说，单一的性交姿势会使性关系变得沉闷和单调。其原因在于，不同的姿势可以传达不同的情感，满足不同的心理需要，尽管这些因素不是什么微妙的，夫妇尚没有意识到正是这些因素促进了他们的选择。在变换姿势中，他们改变了阴茎的插入角度，以及进入阴道的深度。当然，这样就改变了刺激区域，并且由于他们的身体和心理需要的变化，必须随之调整姿势，才能获得更强烈、更欢愉的感觉。

在性感高潮之后，会产生一种极大的轻松感，夫妻会感到一种放松和平静的感觉。在现实生活中，忧虑感和失落感已成为人类存在的一个很大的组成部分，至少在一段时间内，人们被从其中解脱出来。人们会感到一身轻松，无可羁绊，他们身心体验到满足和愉快。人们在结合中，感到自己获得了永恒。在此期间，与世隔绝，只有他们彼此互赠互收礼物，他们从中体验到喜悦和密不可入，他们的钟爱得到深化和升华，一切都不再存在，只剩下一个只有他们两个人的世界。

但是，我们经常注意到有些夫妇忽视这种性交后的交流，有时是一方忽视，有时是双方忽视。大多数情况下，被指责的是丈夫。许多妻子抱怨说：只要性交一完成，他们的丈夫就马上不再理她们。当然这种做法表明丈夫的自私，但在另一方面，许多丈夫并不是不关心他们的妻子，而是缺少对女性实质性的了解。

性高潮过后男性通常会感到精疲力竭和充分满足。男性以射精为性高潮的高峰，尔后激动的情绪便迅速冷却下来。大多数丈夫在射精后希望马上入睡。然而，女性是以一条平缓的曲线到达性高潮的，在高潮过后，女性的激动情绪也以同样平缓的曲线降温。这不同于男性的大起大落。妻子对性爱的欲火不会随着高潮过后而迅速熄灭。她竭力希望爱欲之火越燃越久越好，好渴望玩出个别样的滋味。她不情愿让自己的欲火熄灭，那一段时间内，妻子希望得到他的支持和力量，通过他的言语和爱抚，感到他对她的爱，丈夫应使妻子的情绪逐渐稳定下来。

如果他缺少对妻子的理解，或是缺少爱，而迅速结束，从妻子的怀抱中挣脱出来，那么这一时刻的永恒将会因之破灭。这本应是一个渐进的时刻，一个交流感情的时刻，在这一时刻，夫妻应当靠着爱抚和语言，沉漫在爱的海洋之中。这也是一个更新的、充满希望和喜悦的时刻。

古希腊哲人柏拉图讲述了一个男女同源一体的故事，他说：最初男女本为一体，后来由于冒犯了上帝，上帝一怒之下将其分为两部分，以示处罚，结果那一个整体变成了一半为男，一半为女。后来，人类竭力想用弥

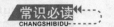

合这一失去的整体。柏拉图的故事使人们认识到了一个意味深长的真理：男性和女性是一个整体的两部分，他们只有通过与对方结合才能变得完整，而性结合就是追求心理和身体一体化的表达。在性爱的每一个行为中，我们都在通过肉体结合，而竭力寻觅一个心理上的统一体。

大量有关资料可以证明这样一个重要的事实，两性是互补的，而不是对立的，他们彼此相互需要。如果否认两性的相互需要，就会妨碍性爱情感的正常发展。事实上，如果两性真的存在"对立"，那么在他们之间就不会存在着有意义的人类相互影响了。他们走到一起，就仅是为了利用和被利用了。甚至从生物学的角度讲，两性也并非真的对立。两性各自有着各自的荷尔蒙，互相传递。两性具有各自的特征和自身的特点。

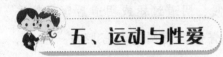

五、运动与性爱

1. 体位的选择

相信看了标题，有的人会有所疑惑，真的会有那么多的性交体位吗？这并非夸张。中国房中术文献《洞玄子》记为 30 种，《素女经》总结为 9 种，欧美记载性交体位多达 513 种，其中 297 种皆为男子用肘部撑床垫进行，但多大同小异。可以说，这些性爱体位，我们试一遍也需将近两年。我国性学专家将性爱体位归纳为男上位、女上位、侧位、坐位、立位、后进位、跪位和蹲位 8 种，较为科学。不管是以什么姿势性交，阴茎与阴道的运动不外乎为活塞式运动、旋转式运动（多用于女上位）、迎送运动。夫妻要选择最适合夫妻二人体形、阴道口位置（有人阴道开口偏低，有人偏高）、子宫位置（子宫前位、子宫后位）和阴道长短、宽窄的性交体位。

在某些特定的场合，不同的体位有着不同的功用。比如，有些性交体位可增加受孕机会，有些有利于优生，有些则具有防治疾病及卫生保健的作用，所以，只要无损身心，且双方都能接受的性交姿势都是正常而合理的，都是符合人体生理需要、心理需要和保健需要的。尤其当夫妻间任何一方患病，出现功能障碍或因体质的差异不能圆满完成性生活时，就需要"姿势矫正"来解决性问题。即使是正常的夫妻，也需要通过共同探索，不断地寻求彼此最适合的性交体位，使趋于平淡的性生活，增添新的意境。

男上位是指双方面对面，男上女下的体位。一般是女方仰卧，男方或俯卧、或蹲坐，或抬女方腿膝至胸部等。这是一种最常见的传统体位，其特点是男女双方的接触面都比较充分，男方有很大的主动性。但是男方若全身紧压在女方身上，使其呼吸不畅，也无助于性和谐。所以，男方通常采取膝胸卧位或用手臂支撑身体，给女方以自由配合的机会，双方才能共有高潮。此种体位对受孕有利，如子宫后倾、阴道过短或阴道后穹窿较浅的女性，可在排卵期准备受孕时，稍垫高臀部，使阴道与宫腔成一直线，以便精子顺利进入宫腔，防止精液外溢，增加受孕机会。

女上位是指男方仰卧，女方或俯卧、或蹲坐的体位。其特点是女方具有较大的主动性，可以自主地刺激自己的性敏感区，控制性交的节奏和力度，有助于加快女性性兴奋，激起性高潮。因此这种体位对女性性冷淡、性高潮缺乏等疾病有积极的防治作用。另一方面，女方在上面动作和缓，减少了对男方的刺激，故能避免男方过早射精，也可防止阳痿患者的阴茎过于疲软。如果男方患有心血管系统疾病时，采用女上位时男方比较省力，也很适合。

侧位包括男女相对而卧的正侧位和男后女前的后侧位。此体位既可互相拥抱爱抚，又不互相压迫，因而比较放松，动作更为自如。如男方有早泄或射精过早的习惯，可采用侧位。这种姿势对阴茎刺激最小，可降低性兴奋，延缓性高潮的出现，帮助男方锻炼控制射精的能力，防治早泄。又由于双方在侧位性交过程中随时都可得到适当的休息，省力而持久，故夫妻中某一方或双方患有慢性病，或身体虚弱者尤为适宜，此体位也适宜于孕妇。

坐位是指男方正座，女方或面对男方或背对男方而坐的体位。这种体

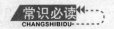

位可使女方的阴蒂受到强烈的刺激，对阴蒂型性高潮的女性比较合适。另外，坐位可以减轻左心室扩张，防止诱发心绞痛，因此患有心脏病的病人，当心脏功能稳定后过性生活，为了避免用力，减轻心脏负担，可以采取坐位或半坐位。孕妇或双方体形有差异的夫妻，亦可选择坐位。

后位是指女方俯卧，或采用膝胸卧式，男置其后的体位。这种体位虽不能进行互相的爱抚，但却可以防治女方在性生活时引起的腰痛，尤其是对子宫位置不正、骨盆过于斜倾、阴道位置后移以及阴道型性高潮的女性较为适宜，可以促进性高潮的更快到来。如果是宫位正、宫颈头朝后穹隆的女性，后位性交对坐胎最为有利，因为采用这种姿势，宫颈管和阴茎的外尿道处在一个平面上，相互接触很紧，有利于受孕。

立位可以是男女相对而立，也可以是女方平卧于床沿，男方立于床下。这种体位对高矮、胖瘦等体形不相协调的夫妻比较适宜。

2. 运动可增加性欲

可以说，体育运动不仅能使人的形体健美，而且还能增加人们对性生活的兴趣。美国一家女性杂志从2000张调查答卷中进行分析，发现从事有氧运动的女性有83%的人一周至少有三次性生活。与运动方案开始施行前比较，40%的人经体育锻炼后更易惹起性欲，31%的人性行为更为频繁，20%的人感到性欲高潮更容易发展到顶点。调查研究还表明，几乎任何有氧运动都对床上之事有所裨益，尤其跑步运动更能使他们的性欲旺盛。

3. 运动能增加性能力

有些人担心体育活动与性功能两者之间存在矛盾，觉得人就那么点精气神，用于运动，自然用于性生活中的就少了。有些武侠小说里也宣传了"童子功"等情节，还有些人讲练气功、练太极拳的人都要戒除或减少性生活，否则就使元阳丧失，功也白练了。事实到底如何呢？体育锻炼真的会导致性欲或性功能低下吗？性生活会影响体育锻炼的成绩或效果吗？

国外对此作了长达9个月的调查，观察结果表明，锻炼与不锻炼大不一样，锻炼得越好，其性欲和性生活会变得越好。参加体育锻炼后容易达到性唤起和性高潮，性生活的频率也有所增加。锻炼的效果除增强体质的强健外，还提高了机体的活力、肌肉的力量及身体的柔韧性和灵活度。运动还能防止抑郁情绪的发生，这是因为身体在运动时释放出使人情绪高涨的物质，这些物质类似鸦片，称内啡肽，运动后的情绪高涨可保持数小时之久，还有研究人员指出，运动能降低胆固醇水平，而胆固醇水平高的人容易出现血管阻塞，于是常导致性器官和盆腔区域的血流增加，影响性器官的充血肿胀或勃起。锻炼也能增强人的自信，夫妻同练可以增加乐趣，并进而导致性关系的改善。

六、性爱中主动权的选择

可以说，爱与被爱给人以两种不同的幸福感受，性爱也是一种爱，在性爱中，主动与被动自然也给人不同心理体验。新婚夫妇可以多多尝试，在性爱中做个不同的角色——进攻者和防守者，性爱的风景自然不同。

要做到这一点，首先要改变我们的观念，女性尤其更应如此。有不少女性受传统观念的影响，认为女性不能对性爱表现出关心和主动。千百年来的传统认识，在性爱方面男性总是主动的，女性是被动的。对女性的个体感受、权利、享受都是一种扼制，是对人性尊严的蔑视。

性爱，是人类的本能需求，性快乐也是人生应该享受的。在性活动中，男女双方有着同样平等的权利，女性主动像男性主动一样，完全是应该的、正常的。

如果女性错误地认为，自己的性高潮只有通过对方的刺激才能达到，把营造自己性快感的责任推给爱侣，在一定程度上会加重对方的身心负担，很可能会产生相反的作用。而且，在两性活动中，如果女性有坐享其成的心态，会延长性反应周期，而如果女性主动，常常会缩短自己性生活中各反应周期的时间，有更多机会与男性同时达到性高潮。

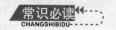

　　有一些女性误认为，男性性欲要比女性强，自己达不到性高潮正常的，因此，性爱时通常迁就男性，自己只当做在履行一种为人妻、为人爱侣的"义务"。其实，从性生理角度来看，女性性欲一般强于男性，因为，男性在射精以后就进入不应期，就会有一段时间不能够再达到性兴奋的程度。而女性从生理上来说，却几乎没有不应期，在一次性生活中可以连续获得两次乃至更多次的性高潮。频繁的性生活，在身体方面对女性影响很小，而对男性却有一定的影响，包括消耗体力太多引起的疲倦、乏力、精神欠佳、腰痛等表现。既然女性性欲要比男性的性欲强，女性就应该"主动进攻"。要知道，女性有意暗示或引导男性刺激自己的性敏感区，或者主动为男性脱去衣裤，或者采用女上位，由女性控制性爱动作等，都有助于女性达到性高潮，促进两性的和谐。

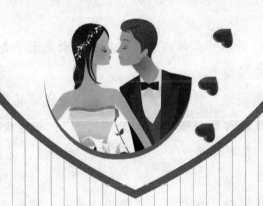
有问必答

YOU WEN BI DA

1. 什么叫性欲？它是怎样发动的

性欲是指在性刺激下对性生活的一种欲望。由于每个人的个性，体质等所有不同，或者因为每对夫妻之间的感情、性生活经验与环境等因素出入很大，性欲的强弱也会有很大的不同。

众所周知，性生理是大自然赋予人类的一种本能，作为性生理活动重要环节之一的性欲，也就是一种天然的生理功能，并非是淫秽、羞耻或不可言状之事。现代医学认为，性欲的发动，大致可归咎于以下几个因素。

（1）性心理的驱动　男女之间通过恋爱、接触、产生真挚的感情，在此基础上建立美满的家庭，婚后夫妻间的亲昵，会产生奢望性交的欲望。即使是未婚男女，出于对异性爱慕的性心理活动，照样也可以诱发性欲。

（2）性器官的成熟　人体内复杂繁多的性激素水平会骤然增加，它们是一股驱动性欲的"动力"。

（3）性分泌的刺激　男性精囊、前列腺、尿道球腺等性器官内分泌物的增加与淤积，或者附睾内精子的大量"囤积"；女性女阴前庭大腺等分泌物的过多贮存，都可以成为一种饱胀性的性刺激，必然要诱发与促进性欲。

（4）性生活的经验　既往性生活的愉快感受，或者男女之间身体接触性刺激的经验，可成为诱发今后性欲的一种力量。

由此可见，性欲的启动，往往是多方面因素综合的结果。一方面通过夫妻双方彼此给予的，来自视、听、触、嗅等各方面的性刺激诱导，性欲骤增，另一方面人类具有高级神经活动，不但思维、意识、情感、环境等因素与性欲发生休戚相关，就在语言、文字、图画等也会给性欲带来举足轻重的影响。

2. "性敏感区"是怎么回事

凡是身体表面容易接受刺激，并由此而诱发性欲的部位，称作性敏感区。同样道理，有人也称其为"动情区"或"性欲区"。

现代医学的研究已初步阐明，人类体表性敏感区，依强弱程度依次可分为A、B、C三个区域。A区，性敏感程度最为强烈，如外阴部及其周围区域外阴附近的臀部、大腿内侧等部位，尤其阴茎、阴唇、阴蒂等区域，本身就是男女交媾的接触部位，性敏感程度最为显著。B区，性敏感程度比A区差些，即乳房。无论男女，乳房都可以产生性敏感，其中以乳房的乳头最为显著，刺激情况下会发生一定程度的充血，乳头会变硬勃起，其次是乳晕，也会诱发性欲。至于女性乳房接受抚摸性刺激时，较大面积的触觉与压迫性感觉，也会骤然增加性欲。C区，性敏感程度比B区略差些，如唇、舌、脸颊、颈项等部位，当然唇和舌是该区的中心。

那么，为什么这些部位具有性敏感的特征呢？现在有这么几种说法进行解释：一是性征的代表，如外阴部、女性的乳房等，本身代表着男女的性征，当然具有强烈的诱发性欲的能力。二是感情交融的焦点，如唇、舌等部位往往是情侣最喜欢接触的部位。三是神经内分泌联系，这些部位的神经分布与中枢神经系统控制性活动的部分联系密切，或者刺激这些部位后，尤其容易刺激增加性激素产量。显而易见，适当和有效地刺激性敏感区，可以帮助性功能的充分发挥。

3. 为什么性生活前要有充分的性诱导

性生活从平静到激动，不但是生理上要有一个准备阶段的适应，精神上同样也要有一个诱导与启动的过程。何况夫妻双方性欲发生的程度与快慢存在着一定的差异。这就是性生活前必须要有充分性诱导的道理。

性诱导的关键，首先在于让中枢神经系统中控制性生理活动的那些部分先兴奋起来，只有"司令部"启动后，一系列错综复杂的性功能步骤才会一气呵成地完成。要兴奋控制神经"司令部"，必须是精神与生理两个方面双管齐下，缺一不行。作为精神方面的性诱导，无疑是通过感情交流来完成，动情的语言、爱慕的真情都可以帮助达到。作为生理方面的性诱导，显然就是通过刺激前述那些敏感区来完成。精神与生理两方面的性诱导又是相辅相成与互为因果的。不言而喻，绝对不要小觑性生活前必要的性诱导，任何粗鲁、急躁、勉强或缺乏感情基础的性生活，必然是不美满的。

 ## 4. 性生活分几个阶段

无论男女，在完成性生活过程中，都会经历如下几个阶段：

（1）兴奋期　这是性冲动萌发与性功能全面发挥的开始阶段，心理上进入激情状态，全身也会出现一系列的变化，乳头勃起，乳房发胀，心跳加快，心跳每分钟可达 100 ～ 120 次以上；血压轻度上升；肌肉紧张；男性睾丸轻度提升，女性阴道下三分之一收缩，上三分之二扩张，分泌物增多；男性阴茎勃起，女性阴蒂勃起增大。

（2）持续期　性生活开始，阴茎在阴道内持续摩擦动作，男女双方的性功能进入持续阶段；并逐步走入高潮，心理上格外激动，全身更会出现一系列改变，乳房明显勃起，女性乳晕充血，心跳明显加快，每分钟可达 110 ～ 170 次左右；收缩压升高 20 ～ 80 毫米汞柱，舒张压上升 10 ～ 40 毫米汞柱；呼吸进一步加快；肌肉紧张加强；脸、颈、胸壁等处出现红晕；男性阴茎进一步勃起坚硬，尿道口并有少量黏液滴出，女性大阴唇隆起，小阴唇增大，阴蒂格外勃起。

（3）高潮期　这是一个短暂的阶段，仅几秒。女性可长些，但是全身性反应特别强烈，表现为乳头明显勃起，乳房发胀加剧，心跳每分钟可达 110 ～ 180 次；收缩压升高 40 ～ 100 毫米汞柱，舒张压上升 20 ～ 30 毫米汞柱；呼吸频率可达每分钟 40 次左右；全身肌肉紧张收缩；广泛性出汗，

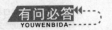

尤其手心与足底越发明显；脸颊等处红晕显著；男性射精，女性阴蒂跳动和阴道、骨盆肌肉有节律地收缩。

（4）消退期　上述兴奋过程的逐步复原，心跳与呼吸于平稳，性器官的广泛充血消退，心理上得到愉快与满足。

值得一提的是夫妻双方健康状况、体质条件、性欲强弱、心理素质各有不同，加上性生活频率、性诱导程度等多种因素的影响，性生活过程中出现的各个阶段时间长短或程度强弱也会有所不同。即使同一个人，随年龄，环境等因素的干扰也会不尽相同，这是不足为奇的事。

5. 性生活时男性为何要有性交动作

倘要更简单地讲，男性性功能发挥最关键的问题是阴茎勃起与射精，恰恰这两项工作都各自有一种神经"司令部"操纵，即位于脊髓里的勃起中枢和射精中枢。当然，这两个中枢必须受到大脑皮层最高神经"司令部"的控制，但是单纯就这两个中枢而言，要它们发挥作用，或者说让它们发布阴茎勃起与射精的命令，还必须要有性刺激的触发，否则是不行的。现代医学证实，要触发这两个中枢，既存在性刺激强弱问题，也存在着神经中本身接受性刺激的"阈值"问题。一般说，阴茎勃起中枢的性刺激"阈值"较低，也就是没必要有相当强烈的性刺激，便能兴奋这个中枢，一句话，一幅画，甚至一个意念，这样一些看来微不足道的性刺激，居然有时也会触发阴茎勃起中枢，于是阴茎勃起。射精中枢就不是这回事了，它接受性刺激的"阈值"比较高，必须在原有已引起阴茎勃起的那些性刺激的基础上，再加强与积累更多、更强烈的性刺激，才会让这个中枢兴奋起来，才能姗姗来迟地让它发布射精的命令。这就是勃起迅速、射精缓慢和勃起容易、射精难的原因。

那么，阴茎勃起进行性生活后怎样继续积累和加强性刺激，以及达到兴奋射精中枢要求的"阈值"呢？本能的性交动作，能帮助达到这个目的。这种动作要求有较快的频率，较大的幅度与 2～6 分钟左右的时间。

性交动作是处于性生活持续期的阶段，一旦射精中枢被触发兴奋，射精开始，也就是持续期的结束，高潮期的开始。不言而喻，倘若没有性动作，很可能会发生性交不射精现象。

6. 性生活高潮期为何会有快感

在性生活进入高潮期后，男性的精囊、前列腺、输精管、射精管和尿道肌肉等都会发生节律性收缩，于是精液喷射而出。女性由于阴唇、阴蒂与阴道口受到摩擦，达到一定性刺激程度后，也会发生阴蒂跳动和阴道、会阴部肌肉节律性收缩。无论男女在进入性生活高潮期后，不但情绪激动，并且会出现一种令人愉快与舒适的快感，只有这种快感的出现，才能达到性的满足。

所谓快感，指的是情欲高潮降临时大脑皮层的一种实际感觉。这是因为人体脑子里面存在着一个"快感中枢"，是引起情欲高潮的重要部位。每当性刺激积累达到足以引起射精程度时，也必然触发了脑子中的"快感中枢"，于是快感油然而生。有人认为这种一触即发的快感产生，除了要有"快感中枢"作保证之外，还必须要有迅速的神经反射来完成，女性阴蒂布满的神经末梢，对这种触发快感的传递起着主导作用。男性更有一番解释，原来，在男性体内有射精管、左右各一，仅2厘米长，开口在尿道，开口很小，一旦射精喷射精液时，由于是开口小，所以显得非常有力，而且开口处又聚集着许多神经丛，射精喷出一瞬间，开口处的神经丛会发生一系列反射而引起快感。

性交快感既象征着一次性生活的结束，但由于快感的经验，又可能成为今后性生活的欲念。

7. 为什么新婚阶段男性容易射精过快

不少男性都有这样的体验，新婚阶段容易射精过快，尤其是头几次性

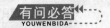
生活，发生未接触或接触女方性器官即射精的早泄现象屡见不鲜，原因何在呢？大致可以归咎于如下三个方面：

（1）性兴奋高低的问题　性生活时，惯例射精需要性交动作的帮助即发生早泄，无疑是性兴奋太高的缘故。也就是恋爱，亲昵的婚前阶段，让男性始终处于高度性兴奋状态，无论是大脑皮层性活动"司令部"，或者性器官，往往都处于或经常性处于高度性兴奋状态之下，这样势必造成射精中枢也处于性兴奋之中，对于性刺激的要求就降低，也降低了性刺激的"阈值"，同时，对方对这种初次的性刺激既来得突然，又是何等的强烈。由此可见，射精中枢已经有了一定程度的兴奋，稍有刺激便一触即发，又加上新婚性交的性刺激相当强烈，难怪会发生早泄了。

（2）精液积聚的刺激　因新婚男性初次性交之前，性器官内已经积聚的相当数量的精液，可以产生一种饱胀性刺激，恰逢性生活形式，有时会迫不及待地过早排出。

（3）性功能尚未正常发挥　这里指的并非性功能有问题，而是指的性功能发挥遇上性生活这种形式的转折点，初期阶段未必完全适应，神经内分泌活动的各个环节，未必完全理顺，开始阶段便会出现射精过快的现象，以后逐步适应与习惯后，也就恢复常态了。

懂得了其中的道理，一旦发生新婚阶段房事早泄，也不必为此忧心忡忡，否则误认为性功能有问题，造成心理与精神上的损害，还真会诱发性功能障碍哩。

8. 怎样克服性生活不和谐

克服性生活不和谐有如下一些具体的办法：

（1）调整"竞技状态"　精神状态要良好饱满，不能在情绪低落时房事，也要消除对性生活的恐惧、担心等不良心理因素，这一点对妻子尤其要注意。接着是健康状态，一定要在精力与体力都良好的情况下性交，疲乏时暂免进行为宜。

（2）加强性诱导，消除"时间差"　因为男女性功能发挥具有"男快女慢"与"男强女弱"的特点，必须在性生活前采用性诱导的方法解决，这种性诱导应该是彼此给予，具体方法是：抚摸性地刺激双方的性敏感区；加强感情熏陶和亲昵行为；发挥性条件反射作用，如喃喃情话、轻柔乐曲、甜美诗歌，幽雅环境、悦人气息等，还可以回忆既往的性经验；改变房事姿势与位置，以增加性兴趣。在性诱导的过程中，如果妻子性冲动较慢、较弱，则当丈夫的应该多给予性诱导，才能逐步缩小"时间差"和"程度差"，从中摸索规律，方能积累成功的经验。

（3）无法消失"时间差"时，仍应重视性生活后对女方的继续抚爱与温存，让妻子也能进入性高潮，这样妻子不会因此而对性生活产生反感。

国外有关性医学的专著中经常出现这样一个词：Love Making，译成中文便是做爱，实际上做爱就是性诱导，它是一个克服性生活不和谐的关键问题。性道德的宗旨很清楚，性满足不仅是给予自己，也要给予配偶，这样才是崇高和平等的，由此可见，只要丈夫摒弃"男尊女卑"的观念，只要丈夫摒弃自己达到性满足即可的念头，只要妻子摒弃性生活仅仅是为丈夫尽到责任的狭隘观念，只要妻子主动地去获取性的满足，在此基础上尽可能地 Love Making，性生活一定会逐步取得和谐。

9. 阴茎大小与性生活有关系吗

人类阴茎出生时长度约为 2.5 厘米，以后两年生长较慢，仅增长 1.5 厘米左右，2～11 岁，每年增长仅 0.17 厘米，一旦进入青春发育期，生长就十分迅速，不消几年即可达到成年人水平。成年后，阴茎软缩状态下平均长度约为 7～9 厘米，平均直径约为 2.6 厘米左右，阴茎勃起状态下，阴茎长度可比软缩时增加一倍以上，直径也显著增粗。

万一阴茎在软缩状态下长度小于 5 厘米，一般认为是小阴茎，不过有的人软缩状态下似乎短了些，但勃起时却可增长超过 10 厘米以上，这也

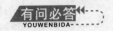
不能视作是小阴茎，只有阴茎勃起状态下不能超过9厘米者，才认为阴茎长得太小。

现代医学认为，若睾丸生长良好，内分泌功能方面并无其他异常，单纯阴茎长得短小些，这不会妨碍性生活。因为，从男性而言，即使阴茎小些，但勃起功能依然良好，能顺利插入女方阴道，而且也能射精，完成性生活。从女方而言，性生活好坏并非决定于阴茎长短是否与阴道深浅相配，女性性生活时性刺激的积累，主要是依靠阴蒂、小阴唇内侧面和阴道口所接受的摩擦，尽管阴茎短小些，上述这些刺激照样给予女方，不会影响女方的性交快感。

当然，小阴茎又伴有睾丸或其他内分泌功能方面的问题，很可能影响阴茎的勃起，这样有可能会妨碍性生活的正常进行了。

10. 睾丸大小与性生活有关系吗

睾丸的大小与人体的高矮胖瘦一样，各人之间也有一定的差异。有资料表明，采用国际能用的睾丸体积测量器测量1000例我国成年男性睾丸体积，其大小范围为15～25号之间，15相当4.29厘米（纵径）×2,58厘米（横径）大小；20相当于（4.55×2.93）厘米；25相当于（5.01×3.01）厘米。也就是说，正常成年人每个睾丸的大小大致是上述范围，当然稍大或过小于上述标准，也视作正常。

睾丸过分大的情况十分罕见，一般是不影响性生活的。睾丸较小的情况医学上颇为多见，绝大部分人睾丸是单纯性的较小，也就是虽说睾丸个儿小些，但是性功能与生育功能依然良好，这样的情况当然是不会妨碍性生活的。然而，另一部分小睾丸病人，睾丸的大小可以比正常者显著地小，这就有问题啦，多半是先天性睾丸发育不良，与遗传因素有关，生来就是如此。这类病人中，相当一部分是保留有阴茎的勃起功能，能够性交，也有射精情况，可是精液量极少，或者压根儿没有精液，即使有精液的话，精液中也没有精子，也就没有生育能力。只有少部分小睾丸病人无论性功能或生育功能都会消失殆尽。

为什么相当部分小睾丸病人还能有一定的阴茎勃起能力，从而能完成性生活呢？病理学研究发现，小睾丸里边最受到影响的是生殖细胞以及生殖细胞演变成精子的场所——曲细精管。这些细胞与结构发育不佳，生育功能必然丧失。但是睾丸里的另一类专门负责生产睾酮的间质细胞却还能保留，所以体内有睾酮，性功能也就可以完全或部分的保留。

无疑，不管是睾丸太小或阴茎太小，一旦妨碍性功能时，都应该采用性激素进行治疗，不过效果并非理想。

11. 女性性欲与月经周期有联系吗

女性的月经周期与体内的性激素代谢休戚相关，然而性欲的强弱，从理论上讲，也与体内性激素的水平有着联系。因此，应该说女性性欲与月经周期有一定关系。

女性的月经周期实际上是子宫内膜在脑垂体和卵巢操纵下所进行的一场"耕耘之战"。子宫内膜是"土壤"，精子与卵子结合成的受精卵是"种子"，要下种，土壤要有准备，因此在卵巢排卵前的一段日子里，子宫内膜便会增厚，使里面血管增多，血液丰富，腺体分泌增加，这好比是"松土"与"施肥"。这段时间的工作主要由雌二醇、雌三醇、雌酮等雌激素主宰，越是临近排卵，这些雌激素的水平越高。如果没有怀孕，以上这些准备工作就成为多余，于是以经血流出的形式撤销，子宫内膜多余的细胞脱落，丰富的血管与腺体萎缩，成为月经。后一阶段的工作主要由孕酮为代表的孕激素在起作用，原本体内高水平的雌激素却见减少。由此可见，围绕着排卵的日子，体内有高水平雌激素，所以在这段日子里，大多数女性的性欲较强些。这也是一种天然的情况，卵巢排卵，卵子奢望与精子"相会"，排卵期性生活无疑受孕率高，配合排卵的需要，性欲也就增加。

当然，以上谈的还是以理论为主，实际上女性的性欲强弱，真正明显表现在排卵期前后几天者也并非多见，大多数女性的性欲与月经周期之间的关系并非十分清楚，这是由于环境、情感、体质、思维以及性生活经验等干扰因素太复杂的缘故。

12. 女性性冲动时阴道口怎么会是润滑的

女性有了性欲并进入冲动状态，有特征性的表现之一，即是阴道口分泌物显著地增多，而且使局部显得十分润滑。何以会这样呢？原来，女性外阴部，在左右大阴唇的内侧，各长有一个大小宛如蚕豆状的腺体，并且各有一条细的腺管通向阴道口的一边。仔细观察的话，这种腺管在阴道口的小开口隐约可见，呈裂隙状，颜色比周围略显红色。这种腺体就叫前庭大腺，它的腺管便叫前庭大腺管。前庭大腺会分泌黄色澄清的液体，起到润滑外阴部尤其是阴道口的作用。

当然，前庭大腺的工作并非是独行其是的，它要受神经内分泌的指挥。有了性欲，从大脑皮层"司令部"开始，直到一系列的神经通信网络都会进入性冲动的"临战"状态，也就是不断地产生神经反射，凭借着这种神经反射，前庭大腺就大量地增加分泌液的产量。前庭大腺在青春发育期之前是不起什么作用的，随着青春发育期的来临，前庭大腺也发育增大，并且开始发挥作用。青壮年时代，体内雌激素的水平较高，性激素代谢十分旺盛，前庭大腺的功能也显得旺盛。相反老年后体内性激素代谢衰退，雌激素水平下降，前庭大腺功能也减退，分泌液减少，所以老年人即使有性冲动，阴道口也不容易润滑，必然会影响性生活的进行。

13. 性生活后为什么白带会增多

白带是女性阴道里流出的一种液体，正常情况下，这种液体是乳白色的；但有时也可以是透明的鸡蛋清样黏液，有一股特殊的腥味。那么，白带从何而来呢？来源可多啦！最主要来自子宫颈部，因为子宫颈上有一类腺体组织，能分泌黏液。其次来自外阴部的腺体，例如尿道旁腺、前庭大腺等。至于阴道本身却不会分泌液体，只能依靠阴道壁上毛细血管或淋巴管少量分泌些液体，阴道的润滑还得靠上面这些液体的帮助。

不少女性都有这样的经验，性生活以后的当晚，或者第二天，白带的数量会比平时增加，这是否有病呢？回答是否定的。原来，作为白带主要成分的子宫颈分泌的黏液，分泌量的多少，完全是受到体内性激素水平的牵连。正常情况下，当排卵期前的一段日子，体内雌激素水平逐渐增高，子宫颈黏液的分泌量也逐渐增多，在排卵期前夕白带数量也就最多。排卵期以后，雌激素水平减少，而且变得稠厚。这样的变化实际是为了适应排卵期卵子与精子的"相会"。从这个正常规律不难看出，白带数量可随雌激素水平的上升而增加。恰恰性生活的进行要依靠体内雌激素的驱动，所以每逢性生活时，体内会对雌激素来一个总动员，随着性生活进行和情欲高潮的出现，体内雌激素水平会出现一时性的增高，排卵期时如此，非排卵期时也是如此。当然，由于雌激素水平的一时性增高，也会一时性增加子宫颈黏液、尿道旁腺液或前庭大腺液等的分泌，于是性生活后白带会比平时增加，道理就在于此。

话得说回来，万一阴道或子宫颈部有病，尤其是患阴道炎或子宫颈炎，性生活后白带也会显著增多，但同时还有阴道奇痒、性交不适、性交出血等其他症状，且白带颜色、味道也会异常，通常是可以与正常情况相区别的。

14. 阴道短小或子宫位置会妨碍性交吗

成年女性的阴道是一种由肌肉构成的管道，有很大程度的扩张与收缩的能力，它的长度后壁为 10～12 厘米，前壁为 7～9 厘米，扩张时无论前后壁还都有一定程度的伸长，腔道的扩张最大时足以能让胎儿娩出。阴道长得短小的情况是十分罕见的，即使真的比上述正常标准短小些，通过性生活的不断扩张，也会扩大，有可能今后影响分娩，但不至于会妨碍性生活。不过，日常门诊上的确遇到有些男性陈诉其妻子阴道太小，阴茎无法插入。这种情况其实并非真正是阴道太小，而是大阴唇、小阴唇覆盖比较紧密的缘故。当阴道口不易显露或显得太紧时，此时可用手指帮助扩张，或者性生活时采用消毒润滑剂涂抹阴道口帮助阴茎插入。医学上发现只有阴道狭窄、阴道隔膜，甚至先天性阴道闭锁等畸形时，才会真正妨碍性生活的进行。

有人认为，性生活时男性的阴茎置入后必须抵着女性阴道深处的子宫颈，所以提出一个问题，子宫位置不正是否有碍性交。其实错了，正常情况下，女性的子宫在站位时略微向前倾斜，仰卧位性生活时，男性阴茎头部一般不能抵着子宫颈，而是在阴道深处子宫部后方的间隙中，该处称后穹窿，精液也射在这里，恰恰子宫颈的开口方向朝向阴道后壁，这样子宫颈开口便浸于阴道后穹窿那儿的精液之中，无疑，子宫位置与生育关系较大，倘若子宫位置过于向前或向后倾斜，子宫颈开口浸不到精液，受孕机会相应减少，至于子宫位置正常与否，一般与性生活是无关的。

15. 为什么处于更年期的人性生理活动会发生紊乱

女性随着卵巢功能的兴衰，一生的生理现象大致可以分为幼年期、青春期、成熟期、更年期和绝经期等五个时期。其中更年期的年龄范围约为45~50岁，这可是一个"多事之秋"。原来，女性的卵巢功能进入更年期时会来一个转折，卵巢功能衰退，本领越来越小，尤其雌激素的分泌量急骤下降，脑垂体、甲状腺、肾上腺等其他内分泌腺的功能也同时受到一定程度的影响。所以进入更年期后，会出现许许多多莫名其妙的症状，例如情绪急躁、易于激动、心慌意乱、睡眠不佳、喜怒无常、面部潮红、头痛出汗、食欲减退、月经紊乱等。性生理活动也会出现异常，例如性欲减退、性交不适、情欲高潮迟缓或减弱等。其中的原因不言而喻，当然得归咎于雌激素水平的下降，以上情况的出现统称为更年期综合征。

无独有偶，男性也可患更年期综合征，现代医学认为，问题同样是出在性腺功能衰退上，男性到 50 岁左右，睾丸的功能也有一个衰退的过程，如睾酮产量的减少、睾酮质量的低下及伴随着其他一些内分泌腺功能受到干扰，于是也会出现上述一系列莫名其妙的症状。更为突出的是，男性患更年期综合征尤其容易表现在性功能障碍上，例如阴茎勃起不坚、勃起时间短促、性交射精过早或过缓、射精无力、性交快感不显著等，至于性欲减退、对性生活失去既往兴趣等情况更是屡见不鲜。足见，由于更年期综合征导致性生理活动的紊乱不足为奇。

显而易见，应对更年期综合征以及由它引起性生理活动紊乱，必须采取补充性激素的办法来解决，女性用雌激素类药物，常用己烯雌酚；男性用雄激素类药物，常用丙酸睾酮。但是建立有规律生活习惯，多参加文体活动，协调家庭生活等，可以有效地改善精神、心理和体质状态，也可有助纠正性功能的异常。

16. 绝经期后的女性还有性欲吗

绝经期是指月经停止来潮后的日子，多半是 50 岁以后，卵巢因衰老而"退休"，雌激素等激素产量急骤减少，生殖器官退化。那么，绝经期的女性还有性欲吗？回答为：一是有性欲，二是性欲减退。

首先谈一下依然有性欲的问题。尽管性欲的发生与性激素的"驱动"有一定关系，但是有人研究发现，女性的性欲驱动，性激素的地位没有男性体内的睾酮那般重要。换句话说，男性如果没有睾酮，性欲是无法产生的，古代的太监即是一例。女性就不完全相同，青年时代，性生活的初期阶段，体内的雌激素对于驱动性欲有着显赫的地位，随着不断性生活的经验积累，大脑皮层神经"司令部"里对于性生活的企求与欲望已留下一个深刻的"烙印"，在这个"烙印"的诱导下也会产生性欲，这就不必完全有求于雌激素的帮助了。所以，绝经期后的女性，凭长年累月积累的性生活经验，照样会有性交的欲望。

接着谈一下性欲减退的问题。绝经期的女性体内雌激素水平下降，女性的生殖器官会发生一系列退行性变化，首当其冲的是阴道黏膜的萎缩，子宫颈分泌减少，阴道局部抵抗力降低而发生老年性阴道炎。其次，外阴部也会逐渐枯萎，阴唇变得干瘪，阴蒂缩小，阴道口缩小。在上述变化的基础上，会出现外阴或阴道的刺痛不适或奇痒，性生活时十分不舒服，这样也就对性生活逐步失去了兴趣。总之，绝经期后女性性欲减退是一种必然的生理规律，谁也无法阻挡，不过，适当使用己烯雌酚等雌激素药物，情况也可略有改善。

17. 男女性功能有何不同的特点

尽管男女性功能的发生机制基本相同，但是在表现上还是有显著的差异，彼此之间主要有以下几项区别：

（1）男性的性欲比较强烈与旺盛，未必一定要与女性接触，稍有一些欲念，便会不可抑制地发生性冲动，阴茎勃起接踵而至，而且往往在婚前就有性欲要求，婚后会变得越发旺盛。同样道理，男性婚前有手淫习惯者比女性为多。女性性欲相对较弱，在没有来自丈夫充分性诱导情况下，自发性欲机会较少，婚前有性欲更为少见。

（2）男性的性冲动来得十分急骤，一经发生，2~6分钟就可以进入高潮，随即发生射精，射精完毕，性冲动迅速消退。女性性冲动出现较慢，一般要经过10分钟，甚至半小时左右，才能进入高潮，况且维持在高潮阶段的时间比男性长些，以后缓慢地消退。

（3）男性性欲较易集中到性器官上得到满足，所以一经性冲动比较喜欢尽快性交。女性性欲表现比较复杂，性器官的感受也需要另外一些亲昵行为，例如情话、接吻、抚摸、拥抱等也可以达到很大程度的性满足。由此可见，女性更需要一些心理方面的性诱导。

（4）男性性生活时进入高潮，性交快感显得十分清楚，情绪上顿时会有一个飞跃。女性这种快感有时未必十分显著，情绪上高潮性的飞跃也不甚明显。为此，女性即使在房事结束后仍需要通过情话、抚爱等亲昵行为来延续情欲，才能达到最大程度的满足。

归纳起来，男女性功能的不同特点，主要可归纳为"男强女弱"和"男快女慢"两句话，掌握这个基本区别十分重要，夫妇间互相适应与密切配合，消灭这种"程度差"和"时间差"，对于保证性生活的和谐，有着决定性的意义。

18. 什么叫性生活后的不应期

所谓性生活的不应期，即是指一次性生活结束后，在产生第二次性高潮前必须有一个松弛阶段，在这个阶段中，即使有充分的性刺激，也不会引起性欲与性冲动。

男性性生活后的不应期十分明显，男性在达到性高潮时，射精管、精囊、前列腺和尿道肌肉有规则地强烈收缩，一旦完成后，这些器官顿时由紧张状态转为松弛状态，另外，高度性冲动的刺激，无论神经与内分泌的工作高度紧张，性冲动完毕，它们的工作也立即由兴奋转为抑制，由于男性性冲动来得迅速，消退也极快，所以这种紧张与松弛、兴奋与抑制变得大起大落，于是在松弛与抑制阶段，正好比是疲乏与倦怠，必须有一个养息时间，这就是不应期的来历。

女性性生活后基本无不应期，主要的关键问题在于女性性高潮的出现缓慢，尤其高潮后的消退过程也显得缓慢，紧张与松弛、兴奋与抑制之间并不存在大起大落的现象，所以女性在一次性生活结束后，如果继续给予适当的性刺激，还会接着出现第二次性高潮。

男性有较明显的性生活后不应期，其时间的长短因人而异，一般说青壮年时期，不应期短，老年后不应期就长，体质好的人不应期短，体质差的人不应期长。

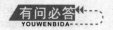

19. 为什么要讲究性器官卫生

性生活是夫妻生活的一个组成部分，为了保障性生活的美满幸福，必须讲究性生活的卫生，不能因为性生活而对身体带来有害健康的影响，在这其中，首当其冲便是讲究性器官的卫生。

由于性生活时男女性器官交媾，所以无论男女，性器官都必须保持清洁卫生，来自任何一方的污垢与肮脏，不但会影响自己的健康，连配偶有时也会遭殃。

对于男性性器官而言，重点是保持阴茎与阴囊的清洁卫生。阴茎前端包皮，包皮与阴茎头的中间一些腺体分泌物质，碰上尿液后变成乳白色干酪样东西，这就是包皮垢，包皮垢里隐匿着不少细菌，有些男性的包皮能够向上翻起，显露包皮垢后，应该经常清洗，将包皮垢洗净，否则包皮垢会夹带细菌进入女性生殖道，更有甚者，包皮垢本身还是一种致癌物质，会诱发阴茎癌，还有可能诱发女性的子宫颈癌。有些男性的包皮不能够向上翻起，不是包皮过长就是包茎（包皮口狭窄或包皮与阴茎头粘连）包皮垢不易洗净，而且也容易发生包皮炎或阴茎头炎，这就要求趁早施行包皮环切术。至于阴囊卫生，也需经常清洗阴囊为宜，因为该处皮肤与众不同，富有皱褶，容易积聚污染，如不清洗掉，性生活时十分容易污染妻子的外阴部。

保持女性的性器官卫生更为重要，首先，外阴部接近肛门，容易受到来自大便的细菌污染。再者，外阴部本身又富有腺体，不断有分泌物出现，如白带，有时还混杂有月经、尿液，污垢积存较多，还会发生气味。倘若不注意外阴清洁卫生，必然会由此而感染疾病。所以，对于女性来讲，更应该每天或一天两次地清洗外阴部，性生活前后也要额外地清洗，每天必须更换内裤，这样才能防患于未然。

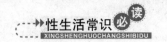
 ## 20. 为什么要讲究性生活文明

性生活不但要讲究生理卫生，而且还讲究良好的精神卫生，这就是要讲性生活文明。尽管是夫妻生活，也有一个文明的问题，夫妻之间每逢房事都应该彼此尊重，平等相待、互相体谅和彼此照顾。双方思想上对房事都应该有一种正确的认识。要看到这是人类繁衍后代的一种本能，也是不断沟通与强化夫妇之间感情的一种有效方式，是高尚与纯洁的事，绝非是"淫荡行为"或"羞耻"之事。这是讲究性文明的基本原则。

表现在男性方面性生活不文明的行为很多，最为突出的便是"男尊女卑"或夫权思想。认为性生活完全是男性性欲发挥之事，妻子应该为丈夫服务。于是性生活时未免急躁、粗鲁，也不去考虑妻子是否有性生活的意愿。或者被妻子拒绝后怏怏不快与愤怒不堪。有些男性在性生活时只知道自己情欲高潮的发挥，压根儿不去想妻子是否也从中得到快慰，更谈不上什么性生活和谐的问题。如此种种必然使性生活的美满程度大为逊色。

女性性生活的不文明行为较为少见，主要是在遇到性生活不和谐，尤其男方一时性出现阴茎勃起不理想、射精时间过早等功能障碍现象时，流露出不满情绪，甚至有时还会嘲笑与漫骂，这样既影响夫妻感情，也可给丈夫造成精神上与心理上创伤，有时还真的会引起较严重的性功能障碍。除此之外，有不少女性性生活兴趣不够浓厚，于是在性生活时抱有委屈与勉强的心理，或者只认为是尽妻子的责任……这些情况虽然并非是不文明行为，但也是伤害夫妻感情的。

总之，性生活也是一种文明活动，受道德的制约，也负有家庭与社会责任，因此决不可无礼，一定要文明行事，才能和谐美满。

 ## 21. 为什么酒后不宜进行性生活

古人说过"酒色伤身"，"以酒为浆，以妄为常，醉以入房，酒能伤

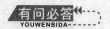

脾，脾气伤则不能宣五谷味，而生气伤矣"。足见，酒后是不宜进行性生活的。

众所周知，酒的主要成分是酒精，也称乙醇，尽管酒的种类不同所含酒精多少也有所不同，但万变不离其宗，酒精毕竟危害人体的健康。

（1）酒精在体内的新陈代谢　酒进入消化道后，大部分吸收后进入血液，抵达大脑，遍布全身，随即一部分随呼吸、尿液或汗腺排出，另一部分代谢变成有毒的乙醛、醋酸等物质。

（2）酒精对人体的影响　从神经系统角度看，先让人兴奋，以后转为抑制。

（3）对血液循环而言，先有皮肤或内脏血管扩张，以后转为收缩。

（4）对消化道来讲，加重胃肠道负担，尤其加重肝脏"化工厂"对酒精处理的工作，势必影响消化功能等等，长期酗酒健康与体质必然会每况愈下。

由此可见，一旦饮酒后，由于上述种种不良影响，人体本身处于一种自顾不暇的状态，如果再要行性生活，更是"火上加油"，越发会影响健康。首先，酒精成分让人神经系统出现不稳定，性生活时感情会异常得冲动，甚至性生活的举止与行为也会失常。特别重要的是，如果在酒后兴奋状态，一旦同时有性冲动，一切与性冲动有关的中枢神经系统都会处于高度紧张状态，会加重这些神经系统的负担。假如在酒后抑制状态性生活，性兴奋便无法充分发挥。上述两种现象都会引起性功能障碍。其次，由于血液循环也会受到酒精成分的干扰，性冲动来临后，性器官该有足够血液的供应，却会得不到保证，这也是诱发性功能障碍的一个因素。第三，酒后，胃肠道功能与肝脏会有一番动员，希望加紧对酒精加以处理，如果有房事，会动用一定体力于性交，对胃肠道与肝脏的正常工作十分不利。最后，酒精对人体的生殖细胞有损害作用，酒后行房事而孕育的孩子畸形率或流产率显著增加，懂得了以上这些道理，就应该戒除酒后性生活的习惯。

22. 为何洗浴后不宜立即进行性生活

人体里尽管血液循环奔腾不息，但是血液的总量相对是恒定的，一个成年人体内总血量大致是 5000～5500 毫升，这些血液对于各个脏器与组织的分布量也是相对恒定的，例如一个体重为 60 千克的成人，静止状态下，有关脏器每分钟流过的血液量分别是：肝、脾、胃、肠等总共 1500 毫升、肾脏 1250 毫升、骨骼肌肉 850 毫升、脑和脊髓 750 毫升、心脏肌肉 250 毫升、皮肤 450 毫升，其他约为 350 毫升，总计 5400 毫升。更有趣的是，每当人体哪一部分工作负担加重时，临时会为其增加供血数量，当然这部分增加的供血量是抽调其他脏器那部分中的，例如在参加剧烈体育运动时，全身骨骼肌肉加紧工作，它们的需血量远远超过静止状态下的 850 毫升，甚至可达几千毫升，这部分增加的血液量从何而来呢？于是去抽调其他脏器的供血。又如人们常说饭后不宜运动，这是为什么呢？因为饭后胃肠道需血量显著增加，别的脏器都要支援它们。如果此时再去运动，骨骼肌又骤然增多需血量，势必要抽调胃肠道的供血，这样岂不妨碍胃肠道正常工作而影响健康吗？由此可见，其他脏器的情况也如此。

现在可以来谈一下为什么洗浴后不宜进行性生活了。原来，洗浴以后，如果是热水洗浴，全身皮肤立即广泛性充血，会顿时吸引人体大量的血液，很快超过每分钟 150 毫升的数量；如果是冷水洗浴，由于当时全身皮肤里的血管会广泛性收缩，但通过浴后的擦身以及血管收缩后随即发生的舒张现象，又会引起皮肤广泛性充血，相似于热水洗浴，也会夺走人体里大量的血液。总之。无论热水或冷水洗浴，皮肤里都会一下子囤积不少血液。假如洗浴后立即行性生活，由于性器官会骤然充血，必须要有相当血液来源，而此时大量血液又囤积在皮肤里边，发生了调配上的矛盾，这样会妨碍性生活的正常进行，容易发生性功能障碍，而且由于体内血液循环不平衡，也不利于健康。

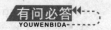

另外，洗浴后人体顿时会显得疲劳欲睡。此时如有房事，勉强动用体力，对健康也是十分有害的。

23. 心情不好时为何不要勉强进行性生活

喜、怒、忧、思、悲、恐、惊，这是人之"七情"，谁也逃脱不了'"七情"变化最多见现象之一，便是心情不好或情绪不高，万一遇上这种情况时，最好不要进行性生活，如果勉强性生活的话，反而弊多利少。

这里通常有两种情况：一种夫妇双方或一方心情不好，企望通过性生活来消除烦恼，类似"借酒浇愁"的意思，结果往往适得其反。另一种是夫妇中某一方心情不好，没有性交的意思，另一方却情绪高涨，不顾对方意愿地勉强性交，结果更为糟糕。首先谈第一种情况，在心情不好的情况下，大脑皮层往往处于一种神经抑制状态。性兴奋性不容易提高，或者提高速度缓慢。既然性的一系列神经反射显得十分迟钝，性生理活动的质量未必理想。随即，而来的性交高潮与情欲程度都会大打折扣，有时甚至会因为心烦意乱，干扰性冲动无法"启动"，出现阳痿、不射精或不出现情欲高潮等现象。低质量的性生活往往是诱发心理因素所致性功能障碍的最重要原因。再说第二种情况，这不单是诱发性功能障碍的问题，更糟糕的是，还会引起夫妇感情上的不和。出现了性生活不文明现象，勉强进行性生活一方虽说可以获得性满足，但见到配偶的不悦也未必会愉快。相反，被迫进行性生活的一方，性功能必然不会理想地发挥，往往得不到性满足，对配偶的鲁莽又十分反感，越发会加重不快。这些不和睦的现象，反过来又会增加今后发生性功能障碍的机会。遇上心情不好，不该依靠性生活来"借酒浇闷"，更不能强行房事，还是应该通过夫妇间的交流思想、促膝谈心，达到怒制愁解。

24. 月经期为什么不宜进行性生活

月经期不宜进行性生活已成为一种常识，但是究竟为什么不宜的道理人们未必完全清楚。前边已经谈到，月经来潮是子宫内膜"土壤"一度"施肥"、"松土"形成的充血、增厚、腺体增多等现象的撤销。在这个撤销过程中，子宫内膜会广泛性地破裂剥脱，许多血管与腺体也充分开放暴露。换句话讲。月经来潮时，子宫内膜上有创面，从某种角度讲，也可以说，子宫内膜有了损伤。

在子宫内膜"自顾不暇"情况下性生活害处真不少。

（1）由于性激素的影响，不但子宫内膜广泛充血，连整个盆腔内的脏器也都广泛充血，一旦进行性生活，更是加重性器官进一步充血，这种情况对健康是不利的，经常如此会引起盆腔血管淤血现象，今后会发生腰酸、背痛等症状。

（2）月经期子宫内膜广泛充血，加上性生活的刺激冲动带来的一系列神经反射，有时会引起子宫不同程度的收缩，再加上性器官充血的加重，月经会变得不规则，表现为经血量增多、经期延长、月经滴沥不清等。而且一系列经期的不适现象，例如烦躁不安、乳房胀痛、水肿、腰酸也会越发显著。

（3）性生活时难免会将细菌带入女性生殖道，如果细菌长驱直入进入子宫腔后，遇上有创面的子宫内膜，那么会"得天独厚"地迅速生长繁殖，有可能引起子宫内膜炎，甚至引起不易治愈的盆腔炎。

（4）由于月经期时盆腔脏器广泛充血，抗病御病能力也会随之下降，所以月经期进行性生活时诱发尿路感染的机会也会增加，细菌混杂在经血、白带、精液或尿液中，逆行侵入尿道后，用不了多久便会出现尿频、尿急、尿痛与血尿现象。因此，月经期应该禁忌性生活。

25. 性生活过度有哪些"信号"

从前面曾谈到的性生活分几个阶段的内容中可见，性生活完全不是单纯的男女性器官交媾的问题，而是动员全身多个重要脏器与组织的"运动"，除大脑、脊髓、神经，肌肉以及诸多的内分泌腺以外，心脏、肺等

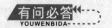
器官也都协同一起加紧工作。显然，性生活必定会消耗一定的精力与体力，也会引起疲劳。

中医学名著《素问》中有段养生的名言："饮食有节，起居有常，不妄作劳，故能形与神俱全而尽终其天年……"意思很清楚，饮食要有节制，生活要有规律，不能过度疲劳，才能身体强壮，精神饱满，延年益寿。性生活既然是生活起居的一个内容，又能引起身体疲劳，也应有度。

实际上有不少夫妇，由于房事较多，已引起一些身体上的不良反应，但自己并未觉察。或者有了疲劳现象，还误认为是工作与学习的劳累，对于较多房事仍未引起注意。为此，有必要对性生活过度的一些常见"信号"加以介绍：面容憔悴，形体消瘦，这是体力消耗引起体内能量代谢水平下降的结果；精神倦怠，萎靡不振，显然是神经系统功能受到干扰，或者是大脑皮层"过度疲乏"产生的抑制现象；头重脚轻，肌肉酸痛，是能量消耗，肌肉力量减弱的缘故；头昏目眩，周身无力，要考虑体力下降带来体质减弱甚至招惹贫血等现象；气短心跳，虚汗淋漓，提示因中枢神经系统功能紊乱，而造成的支配心脏等内脏或支配汗腺等组织的有关神经受累，从而也可出现功能上的不稳定情况；胃口下降，失眠多梦，这往往也是因疲乏过度、神经功能失调造成的。

凡是出现上述"信号"中的一个或几个，又找不到其他原因时，就应该考虑房事过度的可能。

 26. 怎样的性生活次数比较适宜

这个问题没有一个统一的回答，因为男女双方，或者每对夫妇，除了性生理功能各有差别外，还要受到年龄、体质、体力、性格、职业、环境、感情、疾病等各方面因素的影响，例如年龄正处于青壮年期，体质好，体力强，环境良好，夫妇间感情笃深，又没有患上什么疾病，加上性欲又旺盛，即使性生活次数多些也无碍健康。反之，年龄大，无论体力与体质都较差些，或者还患有些什么慢性疾病者，性生活过频，势必会影响身体健康。

那么，何为过度，有没有衡量性生活频次适度的原则。我国现代著名医学家吴阶平就曾在一篇谈《健康的性生活》文章中作过这样的叙述：性生活的频度受很多因素的影响，工作紧张、劳累都会减少性的要求。年龄也是一个因素，青壮年阶段性的要求较强。在男性50岁以后性能力一般下降，但也有至70岁时仍维持中年时的性能力的。个体的差异是很大的，同一对夫妇在不同时期性生活的频度也往往有一定差异，不必作什么规定。总的来说，要避免因性生活造成疲劳，萎靡不振，影响工作和学习。社会上流行着夫妇"过礼拜六"的说法，也就是说每周性生活一次，作为平均频度来说，这是合理的。在青壮年期间，特别是初婚阶段，每周2~3次也不能说不正常，到中年以后，数周一次，数月一次也是很普通的……

有资料表明，大多数夫妇是采取每周1~2次这样频率性生活，并且以不引起疲劳或不引起第二天工作与学习时无精打采为原则，这样的安排与吴阶平教授的意见是符合的。为此，不妨将此原则作为性生活频度安排的指南。

27. 为何一夜中不宜重复性生活

性生活最好安排在夜晚睡觉之前，一旦完成性爱也就可以睡眠休息，但是日间工作太劳累的话，不妨先睡上一觉，再行房事，这样不至于太消耗体力。有些夫妇喜欢清晨醒来性交，如果起床后随即要从事劳动与学习，这样的安排就不太适宜，因为房事后毕竟需要一个体力上养息与恢复时间。

对于大多数夫妇来讲，一夜中进行一次性生活已能得到满足，但是个别夫妇，双方性欲都很强烈，或者其中一方性欲特别旺盛，需要一夜中连续或再次性交才能满足，这种做法是否好呢？现代医学认为是不适宜的。首先，对于男女双方而言，都会造成体力上的较大消耗，势必会影响睡

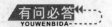
眠和影响第二天的工作与学习。其次，由于性冲动的连续与重复发生，无论男女都会加强性控制神经"司令部"与性器官的负担；经常性的劳累过度，物极必反，以后反会功能衰退低下，造成健康状况或性能力的早衰。

害处还远不止上述这些，例如男性经常重复性结合，会延长射精的时间，因为第二次性交射精出现的时间肯定比第一次性交长得多，经常延长射精时间，会造成射精过缓、射精无力，甚至不射精的后果。再说，由于性控制神经"司令部"与性器官的负担加重，阴茎勃起会因过多冲动而下降，第二次性交时勃起能力就会比第一次时减弱，这就埋下了今后发生阳痿的隐患。又如女性经常重复性交。性器官会始终处于充血状态，从而诱发盆腔淤血，产生腰酸不适症状。况且第二次性交质量多半比第一次差，性满足程度就未必理想，但是造成性器官与盆腔淤血的情况反而严重。

由此可见，最好一夜中不要重复进行性生活。

28. 婚前性生活有什么害处

婚前性生活可不是一件好事，从伦理道德上讲，尽管男女之间经过热恋，也已积极筹备婚事，但毕竟还不是正式夫妻，性生活本身是负有社会与家庭责任的，要受到理智与道德的约束，此时有性生活，实际也是一种不太理智、缺乏修养的表现，也是对未婚配偶或对社会不负责任的行为。

退一步讲，单从医学角度剖析，婚前性生活也有不少害处。最大的害处有两个：一个是容易造成功能性的性功能障碍，也就是因某些精神和心理因素引起性功能异常。因为，性功能的正常发挥与一个人的精神、心理状态密切相关。未婚状态下的性生活，男女双方的心理状态会表现得十分复杂，由于不是正式夫妇，显得十分紧张，甚至是十分担心与惧怕，生怕给旁人洞悉；或者内心有一种自赎与内疚的情绪，似乎有愧于对方或对方家庭。换句话讲，未婚而有性生活时心理与精神状态都十分拘谨。在这样条件下，男方容易发生早泄、阳痿、不射精等现象；女方则会出现阴道痉挛之类的异常。有时因这种不理想的性生活，招致精神上的"创伤"。男的怀疑自己性能力有问题，女的考虑对方是否有什么病，自我添忧愁或互相猜疑，不但今后真的会由此而引起性功能障碍，而且还会埋下感情破裂的祸根。另一个是未婚先孕的问题，由于没有避孕方面的准备，结果导致女方怀孕。

29. 为何要反对婚外性生活

婚外性生活与婚前性生活有性质上的不同，这是一个"第三者"的问题，必然受到社会与家庭的严厉谴责。发生婚外性生活的原因很多，有的是品质败坏，有意识地玩弄异性；有的是原先的夫妻关系与家庭生活"名存实亡"，夫妇双方感情已经破裂，于是寻找外遇……不管何种原因都是不应该的。

医学上有一种特殊的男性性功能障碍，叫作"外遇性阳痿"，说的是这种男性在与自己妻子过性生活时，性功能发挥良好，但是与"第三者"之类外遇者进行性生活时，却莫名其妙地发生阳痿。由此可见，单从医学角度出发，婚外性生活常见危害之一便是这种"外遇性阳痿"。也就是婚外性生活有诱发男性阳痿的可能性，因为不少患"外遇性阳痿"的男性，发展下去即使正常夫妻间的性生活也会发生异常的可能，追溯原因仍然是一个精神与心理问题。婚外性生活毕竟是一件见不得人的事，一旦发生，内心惶恐不安，紧张担忧，生怕旁人发现而由此身败名裂。另外，背叛了自己原来的家庭与配偶去寻找婚外情，内心总有一种自责与内疚。这种负疚性的心理状态会严重干扰大脑皮层性控制"司令部"的工作，于是性生活时容易发生阳痿，一旦发生阳痿后思想又紧张万分，认为自己的性功能丧失，思想负担越背越重，性功能也越来越坏，成为一种"恶性循环"，最终性功能会真的变成"一蹶不振"。从医学角度看，婚外性生活还有罹患性传播疾病的可能，尤其性交对象若是非专一的性滥交者，性病

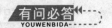
便十分容易传播，这样对自己、对社会都有害。

我们不必过多赘述婚外性生活的医学问题，单从肩负的家庭与社会责任，以及从道德层面出发，已充分说明这是一种不好的行为，应该坚决反对。

 ## 30. 血精现象是怎样产生的

血精是精液里带血的简称，原先乳白色的精液突然变成红色或粉红色。甚至还夹带有血丝，确实会让人惊慌不安。

现代医学发现，血精现象的产生主要是精囊或前列腺有病变，绝大部分是由炎症引起的，精囊炎首当其冲，其次是前列腺炎。病变中极少部分是因肿瘤引起，即精囊或前列腺肿瘤，这两大类病变的发生率相差极为悬殊，所以一旦发生血精，首先考虑是精囊炎与前列腺炎。

炎症状况如下：精囊或前列腺充血与水肿，尤其精囊壁极其菲薄，一旦充血，血液就容易渗透越过菲薄囊壁上纤毛细血管进入精囊液中，恰恰精囊液是精液的重要组成部分之一，于是精液全被染红。因炎症引起血精时好时坏，时发时愈，有时会迁延很长日子。相反，因肿瘤引起的血精，症状愈来愈重，通过 CT 或超声波检查可明确诊断，与炎症区别并不十分困难。

血精是否一定由疾病引起的呢？那也未必，有时不存在疾病也会发生，这是由于房事时输精管道痉挛性强烈收缩与松弛，容积增加与减少的幅度很大，会发生压力上的骤增与骤降，这样会引起毛细血管通透性增加以及血液凝固性改变。另外，性刺激时精囊分泌液堆积，随即瞬间突然排空，压力剧降，导致囊壁上毛细血管破裂出血。当然，这类非疾病因素引起的血精不太严重，持续时间也不长，它是在性交过度、性交程度剧烈等情况下出现的。

一旦出现血精，首先是停止房事，至少到血精完全消失后一个月左右才宜恢复。而且开始时性生活也不宜频繁；其次要考虑精囊炎之类炎症的病变，要及时服用消炎药，例如诺氟沙星、先锋霉素等，或注射青霉素、庆大霉素等。另外要配合使用止血药物如维生素 K、卡巴克络（安络血）等。适当采用42℃左右的热水坐浴，对炎症消退也有帮助。万一使用上述治疗效果不显著，则还要进一步检查，以排除炎症以外的病变。

31. 男性性欲旺盛有办法克服吗

女性发生性欲旺盛的机会少见，男性则不然。有些人性欲特别旺盛，性冲动频繁，性生活后的不适应期短，常常希望天天有性生活，或甚一天有几次性生活，无论白天或夜晚同样强烈，而且一旦发生也不容易抑制。

追溯男性性欲旺盛的原因，绝大多数还是精神与心理因素造成，可能是反复接受性刺激，或过多地迷恋于色情，也可能对配偶倾慕与喜爱异常，以至不能自控所致。真正因疾病引起者罕见，因为任何内分泌功能失调而引起睾酮数量骤增的现象是少见的。值得一提，少部分性欲旺盛的男性，可能是精神方面有异常，成为一个精神性怪癖与瘾念者，那另当别论，需要精神医学的诊治。

应对男性性欲旺盛是夫妇双方的事。首先夫妻之间要制定一个阶段性生活计划，例如隔天或三天一次，严格执行，一度性欲旺盛性生活次数多者，制定计划时也可以有意地由多到少逐步减少性生活次数，让丈夫有一个适应时间。其次是适当夫妻分居一段时间，例如1~2个月。没有条件分居者至少也要分床，减少性刺激，分散丈夫在性问题上的注意力。第三是妻子寻找某种"借口"，有意识地回避丈夫过多的性交要求。例如月经不调啦，身体不适啦，甚至外阴部疼痛等。第四是减少夫妻双方单独于一室的机会，也可有效地抑制丈夫的性欲。最后，迫不得已情况下，丈夫也可短期口服己烯雌酚等激素类药物，常用剂量是己烯雌酚1mg，每日3次，连用5~7天，配合临睡前口服地西泮（安定）、氯氮䓬（利眠宁）等镇静药也有帮助。

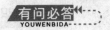

32. 阴茎异常勃起是怎样造成的

阴茎勃起是性功能发挥的一项重要标记，性生活完成后，阴茎也就很快回复到软缩状态。但是有一种情况，即在并没有性欲与性冲动时，阴茎却莫名其妙地长时间强烈的勃起，持续几小时甚至几天，此时有人奢望通过完成性生活让其软缩，结果也不能如愿以偿，照样强烈与持久地勃起，最终阴茎会发生过度充血、水肿与疼痛。这种情况不属于性功能障碍的范围，是一种疾病，叫作阴茎异常勃起症。

"树有根，水有源"，好端端的阴茎怎么会异常勃起呢？原来是阴茎内的海绵体血管在某些因素影响下，发生动脉的持久扩张，静脉的持久收缩，造成持久的充血状态，从而造成阴茎海绵体内大量囤积液并凝滞不动，结果形成血块阻塞，更进一步加重了血液回流障碍，异常勃起状态就越发明显。目前已经明确，脊髓损伤、阴茎局部损伤、肿瘤、白血病、血栓性静脉炎等疾病与伤痛，都可能成为影响阴茎海绵体血管调节失常的因素。值得一提的是，阴茎异常勃起有时也可以在激烈性交或延长性交后诱发，乍一看好像是性交引起的，实际上暗示还存在着上述某种疾病之一，所以必须追根究底查清楚。

发生阴茎异常勃起，应该及时应用扩血管药物，促使阴茎血管内血液回流。一般说用药效果是很差的，大多数病人都需要采取阴茎局部抽血液后注入血管活性药物，例如间羟胺（阿拉明）之类的药物，让阴茎海绵体减少与停止充血，或者用肝素等药物处理阴茎内血块。病情严重者需手术取出阴茎海绵体内血块，甚至将海绵体血管与邻近静脉吻合，以便为血液另辟出路才能治愈。

33. 何谓女性性冷淡

性生活是夫妇感情灼热、高涨的一种表现，有时丈夫一片激情，却遭到妻子的冷遇，即使勉强进行房事，到头来也是不欢而散，这究竟是怎么一回事呢？很可能是妻子得了性冷淡症。

性冷淡症又叫"阴冷"，是女性一种缺乏性欲、对性生活没有兴趣甚至厌恶，或者性生活时很少达到情欲高潮的病症。既然称为病症，必然有原因，追溯起来颇为多见的是妻子对性生活抱有不正确的看法，认为是淫亵羞耻之事；或者丈夫房事时一贯急躁与粗鲁，令妻子产生了反感；或者没有掌握好性欲来临男快女慢的特点，房事不和谐，妻子从无情欲高潮和性交快感的感受；或者房事环境不理想，顾虑有人干扰等。除此之外，少数情况是妻子患有某种疾病，例如生殖器官炎症、月经不调或体质较弱等，也是诱发"阴冷"的原因。

解决妻子性冷淡症应该从如下两方面着手：一个方面是尽量可能做到夫妻双方性生活的和谐。另一方面是采取适当治疗，如患有某些疾病，应该中止性生活一段时间，彻底治疗，丈夫应该体谅关怀，避免妻子因勉强房事而产生反感。另外，也不妨使用一些药物，例如每晚口服0.5毫克己烯雌酚片，或每晚阴道内塞0.5毫克己烯雌酚片，这对诱发女性的性欲有所帮助。有人介绍短期小剂量应用甲睾酮，例如每天口服5～10毫克，连用5～7天，对刺激诱发女性的性欲也有帮助，但不宜大剂量长久地应用，否则有发生女性男性化的倾向。中医中药可采用人参、黄芪、白术、当归、熟地等药物适量煎服，具有滋补疏导作用，可以解除因"气血亏虚"和"肝气郁结"引起的"阴冷"情况。总之，女性性冷淡症并非是"不治之症"，通过丈夫的温情感化和适当的药物辅助，问题是可以迎刃而解的。

34. 发生阴道痉挛怎样处理

一些新婚不久的女性，尤其初次性交者，或者由于女方对性生活缺乏正确的认识，也有因为害怕性生活疼痛，或者由于丈夫房事动作粗野等情况，有时会引起女性在性交前或性交时出现阴道肌肉的剧烈和持续收缩，

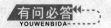

称作阴道痉挛。虽说阴道痉挛是一种身不由己的自发现象，实际上还是与精神、心理状态有关，正如遇到紧张状态时，全身会起"鸡皮疙瘩"一样，是一种自卫性的神经反射现象。

发生阴道痉挛后，轻者妻子会感到阴道口与外阴部的阵阵疼痛，宛如腿抽筋时会感到腿部疼痛一般，十分难受，即使勉强继续性生活也是相当不舒服的。何况大多数情况下由于阴道痉挛造成男方生殖器不能置入阴道，严重的阴道痉挛会造成生殖器嵌顿现象。阴道痉挛时，不但阴道壁肌肉强烈收缩，连邻近的肛门部肌肉也会一起强烈收缩，于是把阴道紧紧地压迫在耻骨上，置入的阴茎有时无法拔出，被嵌顿在阴道里边。不过，此类生殖器嵌顿现象毕竟罕见。

一旦出现性交前阴道痉挛，则不应该继续性交，此时用手轻轻按摩外阴部与会阴部，痉挛现象会逐步消失。同时也可以口服 1 ~ 2 片镇静药物。性交中途发生阴道痉挛，妻子出现局部疼痛并逐渐加重，也应该立即中止性交。采取上述方法处理，如果真有生殖器嵌顿现象，必须中止性交动作，让阴茎自然软缩后再拔出。问题是发生过一次阴道痉挛后有时还会经常发生，为了防止重蹈覆辙，妻子应该了解相关的知识，以消除对性生活的不必要的疑虑，同时性生活时丈夫动作要轻柔与缓慢，还可以采用液状石蜡油涂搽阴茎头或阴道口帮助进行，避免阴道口突然受到太强的刺激。

35. 哪些疾病可引起女性性交疼痛

女性性交疼痛是指在性交动作时或进入高潮阶段出现阴道、会阴部位肌肉节律性收缩时出现疼痛，结果妨碍性生活的继续进行或影响性交快感的感受。这类情况要比上述阴道痉挛多见。

女性性交疼痛并非是性功能本身的问题，多数是生殖器官或邻近生殖器官的部位的病变引起的，比较多见的有以下三类。

第一类是生殖器官病变，常见的是外阴炎、阴道炎与盆腔炎，这三类炎症病变都可能造成生殖器官的充血与水肿。而且产生疼痛，如再加上性交机械性刺激，疼痛会越发加重，较为常见的生殖器官病变是阴道口狭小或阴道狭窄，可以是先天性畸形，也可以是因外伤等病变引起，主要是造成阴道不完全性梗阻的情况，妨碍性交又勉强性交的缘故，这种情况需要通过妇科手术才能解决问题。

第二类是泌尿系统病变，主要是尿道炎及膀胱炎，尿道与膀胱充血与水肿。因炎症刺激本身会出现痉挛性疼痛，加上性生活刺激疼痛便会加剧。

第三类是肛门直肠部位病变，常见是重度外痔、肛门裂和直肠炎，这是由于性交刺激造成肛门直肠部位肌肉反射性强烈收缩而引起的。

除此之外，有两种符合生理现象的性交疼痛经常遇到：一个即是初婚阶段性交处女膜破裂后未完全愈合；另一种是老年女性卵巢功能退化，雌激素水平降低，阴道黏膜变薄易产生擦伤疼痛。

存在性交疼痛时要寻找原因，并根据病情做相应治疗，有关疾病治愈后疼痛即会消失。至于由处女膜问题引起的疼痛，一般会自行好转，不需特殊处理；老年女性性交疼痛，可在阴道内塞用己烯雌酚片，并采用润滑剂帮助阴茎置入。

36. 性交出血报警什么疾病

不少女性意外地发现，性交以后从阴道里流出的分泌液或白带含有血液，不是变红便是带有血丝或小块，这时首先要排除究竟是女方的性交出血呢？还是男方的血精？最好观看丈夫精液的颜色，或看一下性交后从丈夫尿道口流出少量液体的颜色，也可采集一些丈夫精液化验一下，看看里边究竟有没有血液。倘能排除丈夫血精现象，女性性交出血往往为下列三种常见疾病报警。

（1）子宫颈炎　这是已婚女性的常见病，主要由于流产或分娩后造成子宫的裂伤，裂伤伤口较小且多，患者自己虽无感觉，但却是细菌入侵的

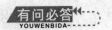

场所。重度子宫颈炎会引起子宫颈糜烂。不管单纯子宫颈炎或子宫颈糜烂，子宫颈局部都有明显的充血，如逢性交接触性刺激、机械性的摩擦会引起子宫颈出血。

（2）子宫颈瘤　这也是已婚上年纪女性的常见病，子宫颈上长出肿块。高低不平，边界不清，触之甚硬，而且肿瘤表面十分脆弱，性生活时也十分容易发生接触性出血。

（3）尿道口肉阜　这是一种长在尿道口的良性实质性肿块，10～50岁女性多见。除能引起局部灼热不适外，最主要的症状是肉阜出血，发生于排尿以后或发生于性生活以后，这也是接触性刺激的缘故。

总之，女性性交出血是某些疾病的"信号"，一旦发生应该追踪查明，尤其像子宫颈瘤这种直接危及生命的病变，更应由此而早期发现。所以对性交出血切勿麻痹大意和掉以轻心。

37. 子宫切除的女性会发生性功能障碍吗

许多子宫疾病需要行子宫切除术，例如子宫体瘤、子宫颈瘤、巨大子宫肌瘤等。有人问，子宫切除后不是没有宫颈了吗？也不会有月经周期，子宫颈分泌的黏液也缺乏，阴道内的白带接近干涸，性功能是否也从此衰退吗？回答当然是否定的。女性即使因病切除子宫，但依然能很好地保持性功能。

子宫切除是将子宫体连同子宫颈一起拿掉，但是卵巢和阴道还在，阴道深处的末端手术给予关闭，这并不影响阴道的长度与宽度，仍然具备性生活条件。

再说，女性性功能的发挥，一系列神经与内分泌支配功能没有受到子宫切除手术的影响，照样保持完好。何况卵巢安然无恙，退一步讲，正如前述，卵巢缺损或卵巢功能衰退的话，由于长期已积累了丰富的性生活经验，大脑皮层"司令部"已有牢固的性兴奋灶，照样能触发与驱动性冲动。

毋庸置疑，子宫切除后女性的性功能仍然可以保持完好，不过毕竟缺乏子宫颈足够量的黏液分泌，阴道的润滑程度会变得很差，单靠外阴部前庭大腺的那些分泌液是不充裕的，为此，性生活时为了能顺利进行，应该采用液状石蜡等润滑剂帮助进行。

38. 口服避孕药会妨碍女性的性功能吗

目前，适龄女性大多采用口服避孕药物节育。常用口服避孕药物都是一些甾体类激素，例如炔雌醇、炔雌醇、戊酸雌二醇、甲羟孕酮、环丙孕酮等。既然都是些性激素，会不会引起性功能异常呢？从口服避孕药的节育机制看，它们有的是抑制脑垂体合成与释放促性腺激素；有的是直接干扰卵巢的内分泌功能，有的是改变子宫内膜的状况；有的是改变子宫颈黏液的质和量从而达到阻止排卵，阻止受精卵到子宫内膜"下种"，阻止精子越过子宫黏液。尽管作用机制十分复杂，但归根结底是改变了体内性激素的代谢，所以口服避孕药的应用是十分讲究剂量与用法的，不能有太大的出入，否则真的会引起性功能异常。

不言而喻，倘若按目前供应的口服避孕药常规剂量服用，一般是不会发生因体内性激素代谢紊乱而发生性功能障碍的。个别女性使用后有些药物副作用，与性功能有关的有两个方面：一个是神经系统症状，包括轻度头晕、乏力、嗜睡，尤其在刚服药的头几周内更明显些；另一个是月经方面异常，或是突破性出血，服药期间出现阴道不规则出血，或是经量减少等。这两类副作用有时会引起情绪改变和性欲减退，但程度都较轻，停药后也随即消失。

相反，如果不按常规剂量与方法用药，或者想增加节育效果自作聪明随便增加用药剂量，势必会严重干扰体内的性激素代谢，性欲减退、性交情欲高潮出现迟缓等现象便会接踵而至，所以千万不能随便滥用药物。

39. 哪些男性性器官疾病不宜行性生活

男性的性器官疾病五花八门，内中有些疾病罹患后不宜进行性生活，以免疾病加重或者由此而影响女方。

第一类是性器官的重度先天性畸形，例如严重睾丸发育不良引起外生殖器异常；重度尿道下裂，患者尿道口并非开在阴茎头端部，而是开在阴茎体或会阴部等，这类疾病病人阴茎勃起往往有障碍，尿道下裂还会影响射精。

第二类是性器官的急性炎症，无论睾丸炎、附睾炎、精索炎、前列腺炎、精囊炎等，只要是急性发作状态，都不宜进行性生活，因为此时性器官高度充血与水肿，性生活只会加重病情与增加不适。

第三类是某些性器官的慢性炎症，例如慢性前列腺炎、慢性精囊炎。在症状发作较明显时，也不宜进行性生活。像慢性前列腺炎有会阴不适、排尿滴沥不清等典型症状时，也应适当停止性生活，通过前列腺按摩方法排空前列腺液，而不要奢望通过性生活来排空前列腺液，否则会加重前列腺充血。至于慢性精囊炎往往也表现为不太严重的血精症状，应该在治愈后再进行性生活。

第四类是性器官的一些特殊感染，例如结核、性病、滴虫症等，都应在治愈后才可行房事，否则一来加重病情，二来也会使配偶传染上。

第五类是某些性器官的肿瘤，有一定的发病率，例如阴茎瘤、睾丸肿瘤、前列腺瘤等，此类疾病患者必须停止性生活。否则性交可加速性器官的血液循环，有增加肿瘤细胞液与淋巴播散的机会，而且对妻子健康也不利。

第六类是性器官的皮肤病，常见的是阴茎部的疣，阴囊部的湿疹等。尽管未必传染给妻子，但会因房事不洁而增加继发细菌感染的机会。

至于与性器官密切相关的泌尿系统感染，尤其在罹患尿道炎、膀胱炎等疾病时，需要治愈后再行房事。

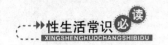

40. 哪些女性性器官疾病不宜行性生活

无独有偶，不宜进行性生活的女性性器官疾病有多种，这里不妨举例如下：

第一种，性器官的先天性畸形，主要是阴道部位的畸形，例如处女膜闭锁、处女膜肥厚、阴道隔膜等，如果未进行适当的治疗，阴茎插入会受到阻碍，是无法顺利进行性生活的。

第二种，性器官的各种急性炎症，例如急性外阴炎、急性阴道炎、急性卵巢或输卵管炎以及急性盆腔炎等，性生活的刺激会产生疼痛，而且广泛充血的结果越发加重病情。

第三种，某些重度慢性炎症，例如子宫颈炎发展到子宫重度糜烂，性生活接触立即会发生性交出血现象。又如一些性器官的慢性特异性感染，例如霉菌性阴道炎、滴虫性阴道炎、性器官结核或性病，发作阶段也属于不宜进行性生活的情况。

第四种，严重月经不调现象，特别是月经期延长，经血量大或延绵不断持续很长日子者；或者出现月经周期特别紊乱等情况时。最好将月经调整后恢复房事，否则在性刺激的影响下，有时月经不调现象反而加重。

第五种，习惯性流产的女性，虽说原因很复杂，但有时也与妊娠后不当的性交有关，所以习惯性流产的女性一旦再次怀孕，在"十月怀胎"的全部过程中都不宜进行性生活。

第六种，性器官的肿瘤。恶性肿瘤中以子宫颈癌与外阴癌多见，性交易增加肿瘤播散机会，也会引起出血，需治愈后再行房事。良性肿瘤中以子宫肌瘤、宫颈息肉等为多见，只要性交不引起出血即可，否则必须在治疗后进行性生活。

值得一提，最为常见的泌尿系统感染，例如膀胱炎、尿道炎，急性发作阶段严禁性生活，慢性期也必须在服用抗菌药物保护下进行性生活。

41. 常见性生活引起的急症有哪几种

男性方面常见房事急症有如下几种：

（1）嵌顿包茎　由于包皮或包皮过长，在阴茎勃起状态下行房事，加上性交动作，有时包皮会强行向上翻转，结果因翻起的包皮环太紧，紧紧套束在阴茎前端而不能复位，这种情况会造成阴茎远端肿胀、疼痛，需作急症处理。

（2）阴茎头因戴避孕套引起过敏反应，避孕套薄膜过敏造成阴茎头部糜烂、发红、发痒，往往在性生活后不久出现，急症需应用抗过敏药物治疗。

（3）突然昏厥，面色苍白，意识丧失，需稍隔一会儿才苏醒过来，如果不存在糖尿病、癫痫、癔症等情况时，这种昏厥是由于房事时情绪过分激动、兴奋，或怕房事不理想而过于恐惧、紧张，结果引起不良的神经反射，造成周围血管扩张，于是夺走脑部的血液，形成一过性脑缺血的缘故。

女性方面常见的房事急症有如下几种：

（1）处女膜破裂出血较严重，尤其是处女膜孔小，强行性生活后，需急症处理的处女膜出血数量较多，有时不能用月经带填上纱布压迫止血，需急症电灼或缝合止血。

（2）急尿路感染　性生活后发生尿频、尿急与尿痛，必须赶紧使用抗菌药物。

（3）精液过敏　因为男性的精液属于抗原性物质，如遇妻子是一个过敏体质者，有时会引起过敏反应，严重时产生全身"风疹块"、口唇与眼皮充血与水肿，较轻时阴唇、阴道充血与水肿，外阴部"风疹块"、阴道分泌物增多，大约都要过2个小时左右，上述症状才会消失，需采用抗过敏药物治疗。

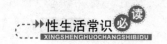

42. 性生活会引起外伤吗

正常的性生活，除偶尔引起妻子较严重的处女膜破裂性损伤外，一般是不会引起外伤的。性生活引起外伤，通常都是在一些不正常状态下发生的，例如粗暴性交、强奸等。

性生活外伤有如下几种：

（1）阴茎折断　阴茎勃起状态下粗暴地手淫，随即又直接敲击或弯曲，或者强行性交粗暴插入等。表现为勃起立即软缩，局部血肿、畸形，色泽改变，还会感到疼痛，需要急症处理。

（2）女性外阴或者是幼女受到奸淫，局部立即出现伤口，疼痛、出血十分明显，甚至还会引起休克，多半是要通过急症手术缝合伤口。

（3）肛门直肠部位损伤，无疑是发生鸡奸等行为之后，肛门部位的括约肌会由此断裂，局部疼痛，大便失禁；或者直肠黏膜损伤出血；或者直肠肠壁穿孔等，会出现腹痛、便血等严重情况，也需要手术修补等治疗。

医学上还有两种不正常性交与性行为时发生的外伤，一种称为费拉替奥综合征，是因男性生殖器过度插入对方口腔，引起口腔深处软腭、悬雍垂等处损伤出血的病。另一种称为考尼立格斯综合征，是因男方舌头插入女性生殖器后引起舌腹面擦伤疼痛或溃疡的病症。

由此可见，任何不正当的性行为或不正常的性交，都会发生外伤的可能，无论是从道德或医学角度，都应该杜绝。

43. 为什么性传播性疾病必须在愈后才能进行性生活

凡是通过性行为或类似性行为作为传播途径而引起的疾病，叫作性传播性疾病。

根据发病率，性传播性疾病排列次序如下：非淋病性尿道炎、淋病性尿道炎、念珠菌病，滴虫病、尖锐湿疣、生殖器疱、阴虱、疥疮，梅毒、

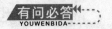
传染性软疣、性病性淋巴肉芽肿、软下疳、腹股沟肉芽肿、艾滋病、乙型肝炎、急性附睾炎、急慢性盆腔炎，棒状杆菌或嗜血性菌阴道炎等。在众多的疾病中，以淋病性尿道炎较为多见与著名，其次著名度较高的是梅毒与艾滋病。

以淋病性尿道炎为例，本病发生在不洁性交后，短者24小时，长者3～10天即可发病，表现为尿道部疼痛与尿道流脓，如果此时再有性交，可传给妻子或其他婚外不正当的配偶。又如艾滋病，不但通过性行为能传播给配偶，眼泪、汗液、精液等都有可能作为传染途径，死亡率极高。总之，既然称为性传播疾病，在没有治愈前，是绝对不应该再有性生活的。

当然，每一种性传播性疾病，发病过程、病程长短、症状表现以及治疗方法也迥然不同，例如淋病性尿道炎要应用青霉素、丙磺舒等药物治疗，所谓治愈也不是单纯看症状是否消失，而是要反复做尿道脓液或分泌物涂片细菌检查，要到脓液消失，分泌液检查每隔一周进行一次，至少三次没有发现细菌，才算完成治疗，由此可见，每种性传播疾病的治愈标准也是不相同的，所以，何时才能恢复性生活，要得到医生的指导。

应该提醒两点：一是得了性传播性疾病，尤其是淋病性尿道炎、梅毒、软下疳、艾滋病、腹肌肉芽肿等后，应该夫妻双方同时治疗，单治疗一方效果不佳，即使配偶未出现此类疾病的症状，也应该及时用药防治。二是性传播性疾病不少是由于婚外不洁性交引起的，尤其是不止一个配偶的性滥交，治愈后切忌再旧"病"重犯，否则依然会再犯性传播疾病。

44. 冠心病患者性生活会发生危险吗

冠心病是一种中老年人极为常见的疾病，指的是由于专门负责供应心脏本身血液的冠状动脉发生了粥样硬化，造成管腔狭窄或闭塞，使心脏供血不足产生的病变。冠心病的种类很多，包括隐性冠心病、心绞痛、心肌梗死、心肌硬化等类型，严重时会造成猝死。为此，医学上对这类疾病非常重视。

冠心病病人进行性生活有否危险呢？回答这个问题先得从性生活时心脏方面的变化谈起。原来，性冲动来临时，人的情绪会相当激动与高涨，心跳次数会显著增加，有时竟可达每分钟 110～180 次，其目的是向全身输运大量血液。性生活时首当其冲的是性器官的广泛充血，其次全身的肌肉也会紧张与收缩，胸、颈、脸、额等部位皮肤也会红晕阵阵，对血液的需求量极大，心脏负担加重，这样，一方面血液涌向全身各处，另一方面冠状动脉又不那么通畅，心脏本身得到的供血量显著减少，冠心病便会越发加重，严重者在性生活中途发生猝死。医学上不乏其例。足见，冠心病病人的确要慎重对待。

现代医学认为，有心绞痛发作或正处于心肌梗死状态，或者心肌硬化造成心律失常及心力衰竭的病人，都是绝对禁止房事的，只有经过治疗症状完全消失和心电图恢复正常后至少 3～6 个月方可小心翼翼地尝试恢复房事，但也必须注意如下几点：性交次数限制在每月 1 次，不宜过频；房事前先使用一些扩张冠状动脉的药物，例如亚硝酸戊四醇酯、冠心苏合丸等；房事不宜延时过长，争取 2～6 分钟内结束，而且不必过多的亲昵与激动；房事应该平稳，切忌急躁与粗暴；出现胸闷不适症状时应立即停止；凡有疲乏、胸闷、气短症状时不宜性生活；寒冷与饱食后也不宜性交。总之，为了防止意外，冠心病病人必须节制性生活。

45. 早搏者可以有性生活吗

心脏早搏医学上又叫作心脏期前收缩，是最常见的一类心律失常。众所周知，正常人的心脏都是按节奏有规则地跳动，成年人心跳为每分钟 72 次左右，情绪激动与运动时心跳加快，休息与睡眠时减少。所谓心脏期前收缩，也就是在有规则的跳动中，某一次或几次的心跳比原先该跳动的时间提早，所以又称早搏。

好端端的心脏为什么会出现早搏呢？原因很多，对于中老年人来讲，早搏可能就是冠心病的"信号"。对青少年而言，早搏为心肌炎报警"信

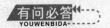
号"。除此之外，在过度疲劳、精神紧张、受寒受冻、大量吸烟、多量饮酒等情况下，有时也会出现早搏。因疾病引起者，早搏出现次数往往每分钟超过10次；非疾病引起者，早搏每分钟不到10次。发生早搏后人会感到心慌、头晕、胸闷以及前胸部有一种震荡感觉。

一旦出现早搏必须停止性生活。冠心病引起的早搏，不宜房事的理由，前边在介绍冠心病时已谈及。心肌炎引起的早搏也应停止房事，因为该病往往是因感冒等原因招惹病毒感染后引起，心肌受到病毒侵犯，不但会发生早搏，还会引起心跳加快，心前区不适、发热等现象，如不及时治疗有时还会危及生命，历史上有许多身强力壮的著名运动员因心肌炎猝死的例子便可见一斑。为了让受损的心肌充分休息，除了及时用药控制心律外，病人也要好好养息，不宜再有过重劳动和剧烈运动，停止性生活也是保证心肌与人体充分休息的一个重要方面。那么，由于某些工作与生活因素引起的早搏是否也要停止性生活呢？回答是肯定的，既然不良因素干扰了心脏跳动节律，心脏的负担加重，如果再加上性生活造成的劳累，只会加重心脏损害，对健康不利。

46. 性生活会使高血压病人症状加重吗

高血压病人常有头痛、头晕、失眠，心跳、气短、疲乏等症状，性生活会加重这些症状吗？

现代医学对人类性反应周期作过仔细分析，正如前述，男性在性生活前的兴奋期血压会稍有上升；进入性交持续期，收缩压可上升20～80毫米汞柱，舒张压增加10～40毫米汞柱；到高潮期收缩压升高40～100毫米汞柱，舒张压升高20～50毫米汞柱。女性在性生活时也会出现血压升高的情况。足见，健康人进行性生活时血压会升高。

血压正常的人已经出现上述现象，高血压患者受到房事时血压进一步升高的冲击，各种症状会越发明显，性生活频繁，会加重高血压的病情。

要对高血压病人制定一条性生活的规则是困难的，因为性交促发血压升高和加重症状的程度各人相差很大，没有一个统一的标准。不过有如下几点可供参考：1 期高血压是指血压达到了高血压病标准，但也可以降到正常或正常边缘。不存在因高血压引起的心、脑、肾等并发症，这类病人不必过多限制房事。2 期高血压是指血压达到了高血压病的标准，已有轻度心、脑、肾损害者，房事要节制，而且应该在服用降压药物保护下进行。3 期高血压患者血压明显增高，而且持续增高不下降，发生脑出血、高血压性心脏病或高血压性肾病时，必须停止性生活。

顺便提一下，高血压病人采用降压药物有时会诱发阳痿，例如甲基多巴、胍乙啶、肼屈嗪（肼苯达嗪）、利血平、普萘洛尔（心得安）、可乐定（可乐宁）等药物都有此副作用。所以，高血压病人既要节制房事，又要使有限的几次性生活称心如意，在选择降压药物上也有讲究，尽可能采用对性功能影响较小的降压灵、复方降压片或路丁片等药物。

47. 肺功能不全的人怎样安排性生活

许多严重肺部疾病都会造成肺功能不全，例如慢性支气管炎、支气管哮喘、支气管扩张、肺炎、肺脓肿、肺气肿等。肺功能不全指的是出现呼吸急促、胸闷不适等症状，以及口唇与指端青紫等现象，如果进行专门的肺功能测定，肺活量、每分通气量、潮气量等指标都会大大逊色于正常人。严重肺功能不全还会连累到心脏，引起肺源性心脏病。

性生活时心跳会明显加快，血压会显著上升，人体各处需血与需氧量骤然增加，这不但要求心脏加快工作，也要求左右两肺"努力工作"，尽可能多地吸进新鲜空气，为身体大量供氧，也需尽快排出二氧化碳，避免这些废气在体内囤积。有资料表明，无论男女，性生活时呼吸的次数有时每分钟竟可骤增 30~40 次，即便是正常人在达到这个呼吸频率时也会气喘吁吁，不要说肺功能不全者，更是上气不接下气了。

由此可见，肺功能不全的人，在根本病因没有解决之前，例如支气管炎未被控制，哮喘经常发作者等，就不能有性生活，否则会增加肺的负担

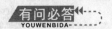
并加重病情。毋庸讳言，许多引起肺功能不全的疾病，未必都能彻底治愈，有时会一辈子存在，要想安排性生活，也必须是在没有症状发作阶段，并遵循如下几个原则：痰多时不宜房事，寒冷季节少房事，劳累后忌房事，感冒后停房事。

48. 什么程度的肺结核病人不宜进行性生活

肺结核是一种常见病，治疗上除使用有效的抗结核药物以外，很讲究营养与休息，限制性生活也是休养的一个重要方面。那么，究竟什么程度的肺结核病人不宜进行性生活呢？医学上有如下两种判断方法：

第一，根据肺结核的类型。肺结核可分为原发性肺结核、粟粒性肺结核、浸润性肺结核、慢性纤维空洞型肺结核等类型。其中第一种以儿童多见，不涉及性生活问题。第二种是左右两侧肺叶里边到处都是粟粒样的结核病灶，病情急骤和严重，一般不宜进行性生活。第三种是最常见类型，症状明显，结核病灶在浸润发展，此时，不宜进行性生活，只有当进入症状缓解的吸收好转期偶尔进行性生活1~2次无妨。第四种虽说是慢性，但这类病人多半体弱消瘦，体力不济，不宜有性生活。对于第四种病人有时往往能保持一定的劳动力，所以会忽视休养，这是不妥当的。再说，第四种病人既然是慢性，常是重要的传染源，依然有传染给配偶的机会。

第二，根据症状，凡是肺结核病人仍然存在如下一些症状时就不宜行性生活，包括低热、盗汗、疲倦、乏力、精神萎靡、食欲减退、体重下降、心烦意乱、失眠、月经失调等，或者存在咳嗽、咳痰、胸部隐痛、咯血等症状。

综上所述，肺结核病人如果存在症状，或者病变没有进入吸收好转的阶段，都不应该有性生活。其实，现代医学治疗肺结核使用抗结核药物最短也得1年，有时可达2年，经过这样的治疗病情方能稳定，所以更简单地讲，在使用抗结核药物治疗期间，最好不要有房事。

49. 糖尿病为什么会妨碍性生活

糖尿病是由于人体胰腺里的胰岛功能发生障碍，不能很好地生产胰岛素，恰恰胰岛素专门负责将血液里过多的糖分赶进肝脏、肌肉"糖库"里边，胰岛素一旦缺乏，大量糖分在血液里"游弋"，成为糖尿病，会出现多饮、多食、多尿和体重减少等著名的"三多一少"症状。

不少糖尿病病人会存在性生活方面的障碍，尤其是男性患者，因糖尿病引起阳痿者屡见不鲜，原因有许多，患糖尿病时，身体多个组织器官内的新陈代谢都会发生异常，结果造成这些器官的功能失调，生殖器官功能也会遭殃；糖尿病病人虽说多饮、多食，但是体重仍有减少，身体抵抗力每况愈下，体质虚弱，性能力也会受到影响；患糖尿病时容易诱发神经病变，尤其是专门管理内脏功能的自主神经格外会受到干扰，结果调节内脏工作的能力下降，对性功能的控制也会失灵。糖尿病可以使血管受到妨碍，一些小动脉血管会变得管腔狭窄，对于性生活时性器官需要大量血液以及阴茎的充分勃起都是十分不利的。

由糖尿病引起的性功能障碍大致有如下一些特点：发病比较缓慢，逐步加重，以阳痿常见，阴茎并非绝对不能勃起，往往是勃起无力、勃起不坚或勃起时间短促。饱食和饮酒后体内血液中糖分数量顿时增加，此时出现功能障碍格外明显，饥饿时性功能能力反而会好些。采用降糖药物治疗后性生活质量不佳现象会好转。

倘若因糖尿病引起性生活质量不佳，此时重点是治疗糖尿病，可采用饮食控制、体育锻炼以及降糖药物这些所谓"三驾马车"的治疗，个别因糖尿病引起神经、血管方面的病变较严重者，即使采用降糖药物治疗，性功能恢复不理想时，可参照前边介绍的一些治疗阳痿的方法，可有一定的效果。

50. 患过肝炎者何时恢复性生活

肝炎的种类很多，有甲型、乙型和非甲型非乙型三种。患病后的性生活问题简述如下。

首先，不管何种类型的肝炎，在急性发作期间是绝对禁忌性生活的，因为此时肝功能损害，大批的肝细胞夭折，血谷丙转氨酶（SGPT）和血谷草转氨酶（SGOT）等显著升高，当然病人软弱无力，胃口下降，甚至还会出现黄疸，如再有房事只会进一步搞垮身体。

再者，肝炎过了急性发作期后怎样安排与恢复性生活，不同类型的肝炎也有所不同。甲型肝炎患者愈后较好，恢复也快，一般隔离期是 30～40 天。很少发现甲型肝炎患者有慢性长期病毒携带的情况。所以本病经 2 个月左右治疗大多数能获得治愈，也就是说治愈后也就可以逐步地恢复性生活了。乙型肝炎就不是这么一回事，恢复较慢，有相当一部分病人病情迁延变成慢性，何时能恢复性生活一方面要根据体力恢复情况，另一方面还要看是否依然存在传染的可能，目前主要是根据一些血液化验的指标协助判断。具体检验项目如下：乙型肝炎表面抗原（HBs－As）；乙型肝炎发病后 HBs－AS 的阳性持续时间通常不出 6 周，如果持续阳性在 6 周之内，当已转入慢性，没有彻底治愈也不宜有性生活，且此阶段仍有传染性。乙型肝炎核心抗原（HBc－Ag）：该抗原阳性表示肝炎病毒在休内继续增殖，病情实际还在恶化，绝对不宜有房事。乙型肝炎 C 抗原（HBe－Ac）：此抗原阳性表示肝炎仍有传染性，容易发展成慢性活动性肝炎，也不宜有性生活。乙型表面抗体（抗－HBs）：出现此抗体是乙型肝炎好转与治愈的兆头。表示已有一定免疫力，可以渐渐恢复性生活。乙型肝炎核心抗体（抗－HBc）：肝炎病人在恢复期如果此抗体阳性，表示肝炎病毒仍有复制可能，肝炎要转为慢性，暂时不宜有性生活为好。乙型肝炎 e 抗体（抗－HBe）：阳性表示肝炎传染已消失，是治愈的"信号"，此时可逐步恢复性生活。至于非甲非乙型肝炎较为少见，具体恢复性生活安排主要是依靠症状消失与体力复原，一般也要待症状完全消失，肝功能检验正常后至少 3 个月以上才原渐渐恢复性生活。

51. 肾脏疾病患者能有性生活吗

人们常说性功能有问题是"肾亏"，这话有一定道理，因为中医认为"肾藏精"，五脏六腑精气都由肾管理，而且肾又与人体生长、发育、生殖等环节有着密切的联系，发生"肾亏"的话会肾精亏损，腰酸尿频，性功能怎么还会理想呢？

中医对肾的认识是比较全面与广泛的，这与西医所谈肾脏疾病并非完全吻合，在此具体谈一些肾脏疾病与性生活的关系时，就不能笼统地讲"肾亏"了，要分别谈一下。

目前常见肾病主要有如下两类；

（1）肾炎 肾炎是一种因细菌或病毒感染后，人体产生一系列反应，造成肾脏损害的疾病，急性肾炎儿童多见，典型症状表现为血尿、水肿、蛋白尿与高血压。倘若急性肾炎发生于成年人，是要禁忌性生活的。慢性肾炎成年人罹患者不少，表现症状多种多样，也有水肿、高血压、蛋白尿等症状，如果症状厉害，表示处在慢性肾炎发作阶段，也必须停止性生活。但是有些慢性肾炎病人病程可迁延几年，甚至几十年，该怎么办呢？那就要根据症状情况，并且配合治疗，适当定期进行性生活。有水肿者可服利尿剂；高血压者可口服降压药，或适当采用激素、中药控制病情，在不增加劳累的基础上偶尔有几次性生活也未尝不可。慢性肾炎发作严重，造成肾功能损害，血液检查血尿素氮、肌酐等物质水平增加，尿量减少，或出现尿毒症的表现，例如恶心、呕吐、烦躁、心悸等症状，必须加紧治疗，应该停止性生活。

（2）肾盂肾炎 这是一种因细菌直接侵犯肾脏引起的疾病，女性多见，急性发作者表现为高热、腰痛、尿频、尿急、尿痛，尿液中有大量白细胞，尿液培养找到细菌，此时需大剂量应用抗菌药物治疗，不能有房

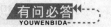
事。慢性肾盂肾炎最为常见，经常性腰酸不适，有尿频现象，但尿急、尿痛不甚明显，尿中也可找到白细胞与细菌，需有规则地用药治疗，一般为时1~2个月，反复几次尿液检查见不到细菌后，才能停止治疗，所以在用药治疗阶段不宜有性生活，以免性生活不当降低人体抵抗力，或由于性生活不洁再引起新的尿路感染，症状就越发加重了。

52. 截瘫病人会永远失去性生活能力吗

截瘫是由于人体脊髓受到损伤或病变影响而引起的一种情况，表现为脊髓受害水平以下肢体的感觉与运动功能丧失，当然也包括性功能，不少病人因此失去了性生活能力。那么，这种性能力丧失的情况是不是永久性的呢？众所周知，脊髓在人类发挥性功能时，起着一种"承上启下"的作用，上边要受到大脑皮层"司令部"的操纵，向下发布"命令"，让性器官工作，尤其脊髓里还有勃起与射精两个"司令部"。由此可见，一旦脊髓受到损害，这套"承上启下"的工作处于瘫痪，性功能连同其他的感觉、运动功能便会"一蹶不振"。

但是，截瘫并非"不治之症"，通过药物和手术等方法，有些病人还能逐步恢复，或有获得一定程度的恢复，性功能相应也会有一定程度的改善。当然，要让截瘫患者恢复性功能，必须做治疗及锻炼，并非是轻而易举的事，不妨试行如下一些治疗，有助性生活功能的恢复。第一，在截瘫后的早期就要开始进行全面的功能锻炼，先行腰背肌锻炼，利用头及两肘支撑，或仅用头支撑，两臂环抱胸前，练习将腰背部拱起。随即进行腿部按摩或被动体操，锻炼腿部肌肉。除此之外，还可配合针灸、理疗等方法，让瘫痪的肢体逐步"苏醒"过来。第二，重点进行性器官方面的刺激，包括进行会阴部按摩；针灸取穴关元、肾俞、足三里、中极、气海等治疗；对会阴部肌肉与肛门周围肌肉进行电刺激；直肠通电刺激与振荡按摩器按摩阴茎等，都有助于阴茎勃起功能的康复。至于，女性截瘫病人一般不妨碍性交，但未必会出现性交快感与情欲高潮，治疗的重点还是设法克服截瘫。

53. 类风湿性关节炎病人会不会妨碍房事

类风湿性关节炎病人（类风关）是一种既复杂又较难彻底治愈的疾病，原因至今不明，有人认为是由于营养与代谢障碍而引起的；有人怀疑是一种遗传病；有人考虑是内分泌代谢紊乱在作怪；也有人提出是人体内免疫功能发生故障，众说纷纭，莫衷一是。得了类风关，不但关节肿胀、疼痛畸形，还会引起其他许多病症，包括贫血、眼病、心脏病变、神经系统病变以及血管病变等，严重的病例还会妨碍房事。简单地讲，类风关是从如下几个角度妨碍房事的。

其一，类风关发展严重后，脊柱发生重度弯曲，甚至连髋骶部关节也会发生畸形，这样便会妨碍性生活，使得阴茎不能顺利置入阴道或置入后无法进行有效的性交动作。如果是女性，由于类风关造成体位上的畸形，有时也会妨碍阴茎的置入。

其二，类风关引起的神经系统病变多种多样，其中最为严重的是产生颈脊髓病，也就是类风关破坏了局部的韧带，造成颈椎半脱位，可引起脊髓的压迫，轻者感觉功能减退，肌肉软弱，下肢无力；重者内脏功能紊乱，指挥内脏的神经失灵，性功能受到影响。

其三，类风关可以引起肌病，不但是病变关节周围的肌肉会发生疼痛、僵硬，身体其他部位的肌肉也会受到连累，表现为全身多处肌肉的疼痛与僵硬，收缩功能减退，也会干扰性生活时性器官的交媾与收缩。

其四，类风关诱发动脉炎，虽说大部分见于手指、足趾的小动脉，造成缺血、溃烂，有时也会连累内脏小动脉，造成缺血现象、显然对性功能发挥也是不利的。由此可见，只有采用可的松、吡罗昔康（炎痛喜康）、吲哚美辛（消炎痛）、萘普生等药物治疗。较有效地控制类风关，才不至于妨碍性生活。

54. 精神病病人有性生活会出问题吗

这是一个极为复杂与难以回答的问题，因为精神病的种类五花八门，例如精神分裂症、躁狂抑郁症、反应性精神病、周期性精神病、症状性精神病、精神发育不全等，各有各的原因，各有各的特点，无法一概而论。如果要笼统地讲一下精神病人性生活会不会出问题，只能归纳成以下几个方面。

第一，不论何类型的精神病人，一般都有发作与不发作的阶段，发作时各种症状出现，精神错乱，自知力障碍，这种情况下，作为配偶尽量不与其发生性生活，除非病人强求，而且性生活后病人能安静与缓解症状者，可酌情进行。不发作时，有不少精神病病人意识方面还清楚，可以有性生活。

第二，有些精神病病人发作与不发作的界限表现得不够明显，那就要看病人主要表现哪方面症状。一般说，有行为障碍，例如粗暴、打人、乱跑等情况；或者有意识障碍，例如对周围人物与环境不能正确辨认；或者有知觉障碍。例如有幻觉、幻听等现象，最好不要性生活，以免配偶受到痛苦与损害。相反，有语言障碍，例如胡言乱语；有记忆障碍，例如非常健忘；有睡眠障碍或智能障碍的精神病人，不至于会出现过激的伤害行为时，不妨也可有性生活。

第三，由于婚姻、夫妇关系甚至性生活不和谐等因素诱发的精神病病人，如果感情没有破裂的话，恢复良好的性生活，有时恰恰是治好精神病的一帖"灵丹妙药"。不是经常看到一类所谓"花痴"的精神病病人吗？由于婚姻恋爱的失意诱发机会较多，一旦婚后有了和谐的性生活，病情好转者都不乏其例。

显而易见，精神病病人有性生活是否会出现问题，最终还在于医生帮助判断，以及家属密切观察，从中摸索规律，凡是性生活能帮助疾病治疗者，不妨大胆进行。相反，性生活并不理想，病人由此反而加重症状，甚

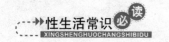
至有伤害配偶可能时，必须回避。

55. 恶性肿瘤病人还能够有性生活吗

恶性肿瘤种类很多，常见有胃癌、食管癌、肺癌、肝癌、乳房癌、肠癌、子宫颈癌等。得这些疾病的人还能有性生活吗？由于恶性肿瘤治疗前与治疗后，以及罹患的部位等情况有所不同，要回答这个问题还得分开叙述。

不管何种肿瘤，已经明确诊断，还没有进行任何治疗时，或者在整个治疗阶段，都应该停止性生活，目的是尽可能让身体养精蓄锐，调动体内的一切力量，配合治疗，去充分对付肿瘤细胞。由于性生活毕竟要消耗体力，罹患恶性肿瘤的人性生活后又格外容易发生疲乏与不适，所以，绝对不能掉以轻心。

长在生殖系统以外的恶性肿瘤，与性生活无直接关系，经过有效的治疗后，在治疗后的 1~2 年恢复期间也不宜有房事，因为此时身体还在调动一切力量，提高抗肿瘤能力，前 2 年是一个极为关键的时期，大部分恶性肿瘤复发都在前 2 年内发生，足见，在比期间仍要保持高度警惕，让体力有充分养息。治疗后 2~5 年的病人，如果没有出现复发现象，健康状况良好，可适当恢复性生活，以每月 1~2 次为宜，切忌过多，治疗后过了 5 年。医学上常说的 5 年生存率，表示复发机会显著减少，可以恢复房事，但毕竟是大病之后，以节制为宜。

长在生殖器官上的恶性肿瘤。与性生活有直接关系，例如男性的阴茎癌、前列腺癌、尿道癌、睾丸肿瘤等；女性的外阴癌、子宫颈癌、卵巢癌等，有的经过治疗后丧失了性生活能力，例如阴茎癌行阴茎全切除术、睾丸双侧性肿瘤行两个睾丸切除手术等，那也就不存在恢复性生活的问题。有的经过治疗后仍然保存有性交能力，例如女性子宫颈癌、卵巢癌等，性生活恢复的安排与上述非生殖系统肿瘤所介绍那些情况雷同，但要特别注意性交动作不宜粗暴。

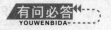

56. 贫血病人过性生活会伤"元气"吗

俗话说："一滴精十滴血"，意思是精液是人体的精华物质，它的营养与"力量"远远胜于血液，因此精液的排出过多的话会大伤"元气"，万一有贫血的人再过性生活，则更会伤"元气"。这些话究竟正确吗？

将精液看得如此神秘是完全大可不必的。对于精液的流失也不必惊慌失措，其实并非是什么"一滴精十滴血"。精液中所含的营养成分是微乎其微的，例如每100毫升精液中氨基酸（蛋白质的基本成分）仅1.25克、糖类0.1~0.5克……何况每次射精仅仅2~5毫升精液，数量更少了，所以并不存在大伤"元气"的问题。倒是频繁性生活，由于性反射引起的性兴奋与激动，勃起、射精等控制性活动的"司令部"和各部分性器官的辛勤工作，会带来一定的疲劳，消耗一定的能量，这些现象不能归罪于精液的排出。

同样道理，贫血病人也不会单纯由于精液的丢失而大伤"元气"，问题倒在于贫血病人本身体质较差，如果过多进行性生活的话。对身体健康不利。那么，怎样安排贫血病人的性生活呢？大致有如下几个原则。

其一，男性血红蛋白低于12克，女性血红蛋白低于10.5克，即可诊断为贫血。一旦证实是贫血，性生活次数应该约束，不宜再频繁进行。

其二，绝大多数贫血是由于食物中缺少铁质引起，因为铁是制造血红蛋白的原料。治疗方法当然是补充铁剂类药物。此类病人贫血症状，一般不太严重，每个月1~2次性生活无妨，但需注意要增加营养，多吃含有铁质的食物，例如猪肝等。

其三，少数病人是营养性大细胞性贫血、再生障碍性贫血、溶血性贫血等，原因就比较复杂，与营养不良、骨髓造血功能减退等因素有关，贫血症状也比较严重，对身体的有害影响远比上述缺铁性贫血为大，在没有较好治愈或控制之前，最好不要有性生活，否则倒真的会大伤"元气"。

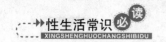

57. 性生活会加重癫痫发作吗

癫痫的俗称为"羊痫风"，这是一种因脑部疾病等引起意识丧失、肢体抽搐等情况的病变。有大发作与小发作之分，大发作时，病人突然意识丧失，呼吸停止几秒钟，口吐白沫，全身抽搐，有些人还会咬破舌头，在惊厥开始时可能发出尖叫，故称为"羊痫风"。历经几分钟至半小时后才逐步清醒与恢复。小发作仅是局部肢体的抽搐。"羊痫风"发作的原因至今未阐明，有许多病人也发现不了脑部疾患或其他疾病，这是医学界正在进一步研究的问题。至于诱发"羊痫风"发作的因素，有高热、失眠、酗酒、过多饮水、惊吓、情绪激动、精神刺激、劳累等。例如"羊痫风"病人一向稳定没有发作，如果受到某种刺激，或一时性疲劳过度，会在一段时间内反复发作。不少病人自己也能摸到一些发作的规律，这是长期发作经验的积累。

有性生活会不会加重"羊痫风"发作呢？回答是两方面的：

（1）一贯性生活很有规律，夫妇感情融洽，性生活的过程又十分和谐，能达到理想的性满足，这种情况之下是不会加重"羊痫风"发作的。因为不存在上述所谈的促发性因素。

（2）相反，性生活过于频繁，性生活后显得十分疲乏，或者夫妇感情不佳，性生活过程不和谐，为此配偶又有所责怪与不满等，这就可能加重"羊痫风"发作。因为疲劳、精神不快等因素都可能成为"羊痫风"发作的重要诱因。显而易见，有"羊痫风"的病人，自己与配偶都应该注意保持性生活的规律性，而且要重视性生活的和谐。

值得一提，如果"羊痫风"发作频繁时，应该停止一阶段性生活，尤其在服抗癫痫药物剂量较大时，例如苯妥英钠、扑米酮、安定等，都具有强烈的镇静作用，可以抑制性功能的正常发挥，易引起阳痿、不射精、性冷淡等功能障碍。

58. 麻风病病人一辈子都不能有性生活吗

麻风病是由麻风分枝杆菌引起的疾病，经常侵犯皮肤与周围神经，它并非是因遗传得病，而是通过接触性传染引起。由于麻风病可以引起较严重的皮肤损害，毁损面容，也可以因神经损害而造成肢体的瘫痪畸形，所以历来被人们恐惧与害怕，习惯上也认为，得了麻风病要隔离一辈子，怎么还能婚育呢？

其实，这是一种误解，现代医学已能有效地控制与治愈麻风病，所以一辈子不能有性生活纯属错误的观点。医生对于麻风病病人的婚育与性生活应掌握如下标准。

第一，麻风病在没有治愈前是不应该结婚与过性生活的，因为各种内在与外界的因素都有可能加重麻风病病情，产生所谓的麻风反应，也即各种症状显著与加重，性生活兴趣与疲劳的刺激也不例外。这不纯是传染问题，所以即使配偶也有麻风病，不存在传染问题，也不应该有性生活。

第二，麻风治愈后，婚育与性生活的安排可以与健康者同样对待。不过要严格掌握治愈的标准，大致包括：麻风的皮肤损害完全消失或仅残留后遗症状；最近一年内神经干没有压痛，也不存在神经敏感性异常情况；最近一年内没有麻风反应（包括皮肤红肿、神经疼痛、手足面部肿胀等）；细菌学检查应该连续一年阴性等。

令人高兴是，由于有效治理，我国麻风病病人多已得到治愈，且喜结良缘，生儿育女。事实胜于雄辩，麻风病人治愈后性生活的确无妨。

59. 阳痿是怎么回事

阳痿是男性性功能障碍中最常见的，即指性欲充分地唤起时，阴茎不能正常地勃起，以至于不能正常插入女性阴道进行正常性交。阳痿的原因过去认为80%是心因性的，现在则发现病因性、器质性原因也较为常见，如男性激素分泌不足、睾丸发育不足、隐睾、高催乳素血症、阴茎动脉硬化、动脉炎、动脉血栓、严重的糖尿病、勃起中枢受损脊髓外伤或尿道上裂或下裂。此外，肾功能衰竭、肝硬化、酗酒、吸毒、过量吸烟……都可能引起阳痿。

当然，心因性阳痿更多见，多由过去性交过程中受到惊恐，再性交时不适，遭埋怨以及自身认识上的错误引起的。对阳痿患者，一定要去医院做出科学诊断，若是病因性阳痿，或器质性的（如阴茎血管硬化勃起神经受损）要接受治疗。若属心因性的，则要请心理医生予以心理治疗。

这里必须要强调妻子的积极配合问题。

（1）妻子的理解和尊重　妻子应当避免表现得大惊小怪，万分焦急，不断催促丈夫去诊治；更不要自作主张东找药、西求医，也不能一旦因治疗效果不显著便坐立不安。如果采取这样的态度，尽管对丈夫也会在无形中产生一种精神上的压力。

妻子尤其不该表现的态度是对丈夫患 ED 十分不满，冷言冷语，甚至当面指责、埋怨与讽刺，说什么"我算是嫁给太监了"的气头话。因为这样一句话就足以让丈夫不但难以克服 ED，反而会加重 ED 的程度。

当然，最为犯忌的态度是谩骂与吵闹，这会直接导致双方感情破裂。

我们建议对待 ED 患者，妻子的行动之一是重温感情。尽管妻子采取了正确对待丈夫 ED 的态度，但作为丈夫本人，总有一种内疚、自卑或感到对不起妻子的心理。为了打消丈夫的这种顾虑，调整丈夫的心理状态，作为妻子，应设法重温感情，除可采取语言表达、书信倾诉等方式外，不妨重温蜜月旅行的快乐，或漫步花前月下，放松心情……

（2）温馨家庭　妻子应该千方百计地将 ED 带给家庭的负面影响缩小到最低程度，尽可能使家庭生活温馨快乐，让家庭生活变得格外丰富多彩，把各种文艺活动、体育锻炼充实到家庭生活中来。

（3）帮助丈夫消除病因　尽管男性 ED 的病因五花八门，妻子也非医

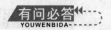
生，但在一定程度上仍然可以帮助丈夫消除一些诱发 ED 的病因。例如调整感情生活与改变生活方式，可最大限度地调整丈夫的心理状态，劝说丈夫不再吸烟饮酒，夫妻之间可坦诚地探讨如何提高性生活质量的方法等。

（4）主动　创造优美环境、良好条件与轻松氛围，改变传统女方一般较被动的观念。女方可主动些，尤其要为丈夫作性诱导，不要操之过急，匆匆行事，要让丈夫在思想完全放松的情况下，在性诱导的促进下，逐步唤起性能力。这样持之以恒地进行，对消除丈夫的 ED 会大有好处。

60. 为什么精神因素可以引起阳痿

有资料表明，在男性性功能障碍中以阳痿的发生率最高，而在阳痿的病因中，70%左右全是由精神因素造成的，所谓是功能性阳痿。那么为什么精神因素可以引起阳痿呢？

"人是万物之灵"。人类具有高级神经活动，是其他生物远不能比拟的，由于人类经常周旋于思想意识、精神活动的心理状态之中，这也就给性功能平添复杂的条件反射与非条件反射所组成，并且直接受到中枢神经系统大脑皮层的控制和支配，大脑皮层内的性活动控制"司令部"，不但会启动性欲，也能指挥阴茎的勃起，射精和操纵情欲的高潮。然而，大脑皮层性控制"司令部"所以会指挥性功能，实际上也是综合了自己的精神活动状态和外界各项性刺激的结果，同时大脑皮层又每时每刻参与着人类的精神情绪活动。由此状态下，性欲也油然而生，性冲动会来得十分迅速。相反，凡是不利于促进性功能的那些精神因素作用于上述"司令部"时，必然会抑制与降低性兴奋性，例如担心自己性能力有问题，生怕女方不满意，女方有性冷淡现象……这些不良刺激成为抑制性功能的劣性刺激，如不及时解除，精神因素导致的阳痿随即发生。足见一旦发生阳痿，在不存在疾病因素情况下，应该从解决精神"疙瘩"角度治疗。

可见，人类的各种各样精神因素和心理问题，都会干扰大脑皮层的工作，也都会影响大脑皮层中性活动控制"司令部"的工作，于是会左右活动的一系列复杂的条件反射与非条件反射。

当然，有利于促进性功能的那些精神因素影响大脑皮层内性活动控制"司令部"时，得到的结果必然是性兴奋增高和性冲动加剧，例如对配偶相当爱慕的心理。

61. 哪些疾病可以引起阳痿

男性性功能的发挥正如前述要有一些先决条件，与疾病有关者有如下三项：①健全的神经系统。②足够的性激素。③健康的性器官。凡是这三项中任何一项有疾病，都有可能诱发阳痿。

神经系统病变能引起阳痿者甚多，例如脑外伤、脊髓外伤、帕金森病（震颤性麻痹）、脑肿瘤、脊髓肿瘤、多发性脊髓硬化症等。

性激素太少、性病变引起的阳痿，常见有先天性睾丸发育不良、睾丸损伤、睾丸肿瘤、重度睾丸炎后睾丸萎缩等。除了与睾丸功能直接有关的脑垂体有病变时可以诱发阳痿外，甲状腺、肾上腺等内分泌腺体病变，有时也会造成性激素数量不足。

性器官病变造成阳痿者相对少些，主要是性器官发育不良或畸形，或者患有重度的前列腺炎、精囊炎、精索静脉曲张、严重包茎等。

除了上述三大类情况之外，还有三种常见的疾病因素可导致阳痿：①精神病，精神状态不正常，有时会发生阳痿。②糖尿病，由于体内经常处于血糖过高状态，会造成血管与神经病变，结果供应阴茎血液的血管或支配性器官的神经都会发生功能障碍，阳痿也就接踵而至。③血管病变，例如动脉粥样硬化、闭塞性脉管炎之类，也就会减少对阴茎的血液供应，阴茎勃起便受到障碍。

值得一提，由于某些疾病因素招惹的阳痿，一旦发生又可引起精神上的惶恐与紧张，结果又诱发精神因素阳痿，往往两者夹杂发生，病情就显得格外复杂。

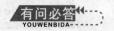

62. 哪些药物会引起阳痿

辨证法告诉人们，事物总有正反两个方面，药物可以治疗疾病，但难免也会有一定的不良反应。有些人采用了某些药物，会莫名其妙地发生阳痿现象。

常见能引起阳痿的药物有如下几种。

• 抗高血压药：例如甲基多巴、胍乙啶、肼屈嗪、利血平、普萘洛尔、可乐定等。

• 利尿药：依他尼酸、呋塞米（速尿）、螺内酯（安体舒通）。

• 激素类药物：己烯雌酚、氯地孕酮、甲羟孕酮（安宫黄体酮）等。

• 镇静安眠药：氯氮草（利眠宁）、甲喹酮（安眠酮）、巴比妥类。

• 抗精神病药：氟哌啶醇、甲硫哒嗪、丙咪嗪、泰而登。

• 止痛药：吗啡、哌替啶（度冷丁）、海洛因。

• 抗胆碱能药解痉剂如阿托品、普鲁本辛。

• 其他药物：酒精、甲氯咪胍。

以上仅是以一些典型的药物为例，其他还有许多，每种药物造成阳痿的药理机制也各不相同，这里不可能一一讲述。大致归纳起来讲，药物造成阳痿主要途径有以下几个：一是药物抑制了大脑皮层性活动控制"司令部"的工作，最典型的就是镇静安眠药与抗精神病药；二是影响雄性激素的产量，上述激素类药物便起这类作用；三是干扰神经系统传递性"信息"的工作，也就是干扰各类神经与有关血管、肌肉兴奋性的发挥，抗高血压药、解痉剂、止痛剂等都有类似作用。

当然，明确是药物引起的阳痿，一般来说，停药后阳痿现象也可能逐步销声匿迹。但是，药物毕竟是用来治疗某些疾病的，如果不能用其他药物代替，不能停药或减少剂量，也不能因为要不发生阳痿而"因噎废食"，还是以治疗疾病为要，今后治愈停药后，阳痿照样也可缓解。

63. 有办法克服阳痿吗

克服阳痿要遵循一定的原则:

(1) 第一个原则是针对病因有的放矢进行治疗　精神因素引起者进行心理治疗,重点是解除精神"疙瘩",减轻对房事的焦虑心理,消除不必要的担心顾虑。疾病因素引起者应及时治疗有关疾病,例如糖尿病引起阳痿,采用胰岛素等抗高血糖药物治疗后,阳痿也会有一定程度的改善。

(2) 第二个原则是进行壮阳治疗　这是针对病因治疗仍无法克服阳痿的患者所采取的方法。一般是采用性激素刺激治疗,例如常用丙酸睾丸酮、绒毛膜促性腺激素等。短期小剂量激发性应用。也可采用中医中药的壮阳治疗,例如六味地黄丸、十全大补汤等药物。至于有一些强壮与兴奋性药物,例如士的宁、加兰地敏等,长期临床应用效果并不太理想。

(3) 第三个原则顽固性阳痿病例的治疗　这是采用上述这些治疗措施仍然无效、迫不得已者才可考虑应用。现代主要有如下两个有效方法:其一是阴茎内手术置入硅胶类材料制成的条状阴茎假体,手术后可使阴茎有一定硬度,起着支撑阴茎使其保持半硬状态,能顺利置入阴道性交,也能射精进入情欲高潮,达到性的满足。这种方法有手术的弊端,但只要不出现发炎等并发症,倒也是一个一劳永逸的好方法。其二是阴茎海绵体内注射血管活性药物,迫使阴茎海绵体快速大量地充血勃起,常用血管活性药物是罂粟碱和酚妥拉明,注射毕后几分钟阴茎即勃起,可保持 2 小时左右才软缩,效果不错。有人采用罂粟碱 30 毫克、酚妥拉明 1 毫克阴茎海绵体内注射,有效率达 90% 以上,有些病人注射 1～2 次后,阴茎勃起良好,消除了思想包袱,以后性生活都是自行勃起,有些病人学会自我注射,需要房事时应用,并不十分复杂。

总之,治疗阳痿既要有信心,又要有耐心,不能操之过急,而且要讲究科学,切忌滥用药物。

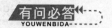

64. 早泄是怎么回事

在阴茎插入阴道前出现射精为早泄。如果说阳痿可由器质性病因引起的较多，那么早泄则多是由心理原因引起的。所以，矫正就容易得多。

早泄是很好治的性功能障碍，只要夫妻配合好，很快就能见效。

65. 男性为何会性欲低下

表现为对女性持续或反复的性表达不感兴趣，或缺乏主动的性要求，而且并非对某些女性不感兴趣，而是对所有异性，即使是很美丽漂亮的女性也不感兴趣。这种人极少，他们能正常地完成性交，也有正常的生育能力，但就是缺乏性欲。男性性欲低下有多种原因，除了器质性原因如先天性小睾丸、性腺发育不全，男性激素分泌低下、双隐睾或因长期服用某些降压药和镇静剂导致外，多与心理、社会因素有关，如抑郁、惊恐、严重的洁癖、认为性交罪恶等。也存在个体差异，如有些男性，自幼对性不感兴趣，结婚对他来讲是一种任务。这种属原发性性欲低下。对心因性性欲低下，只要找到原因，及时治疗，有望健康。但对原发性性欲低下者，治疗起来困难一些。

66. 性欲亢进该如何治疗

性欲过强，远远超出一般人，不分昼夜均有性交要求，每天多次性交，让女方承受不了。这可能是因为内分泌失调，如甲状腺功能亢进，也有由狂躁症引起的；有人沉湎于色情刊物或影像，接受性刺激过多，也可能造成性亢进。性欲亢进也有个体因素，有人六七十岁仍显示性欲亢进状态，但不属病态。对病理性性欲亢进者，要对症用药地矫治。

67. 不射精危害大吗

不射精指男性阴茎可正常勃起，但插入阴道不停地抽动后，仍不射精。因此，男性享受不到射精带来的性快感。不射精给女方并不带来伤害，性交时间长，反而可使女方分体验高潮，甚至多次得到性交高潮。但是，猛然射精，从阴茎中喷出精液可带来那种短暂快感。不射精，女方就享受不到。但女方的性交高潮绝不由男方射精与否而决定。总的说来，不射精对女方说来性体验的损失不大，主要是男方因此而达不到射精快感，也达不到生育的目的。所以对不射精症，也需检查治疗。造成不射精的原因有多种，如心理原因等。有人过于相信"采阴补阳，补脑还精"的道家房事理论，性交一向不射精，久而久之，形成习惯性不射精。这种不射精，只要夫妻配合，很好治疗。妻子可多刺激阴茎头，在性交过程中多加些情态和动作刺激，即可使男性不由自主地射精。

有时采用某些不利于阴茎大力抽动的体位，像男方上肢垂直不动位，或女上位，皆不利阴茎的抽动，也可造成不易射精。

68. 逆行射精是怎么回事

逆行射精是指男性在性爱时能达到高潮，也有射精的感觉，但精液没有从尿道排出，而是逆行进入了膀胱内。

造成逆行的主要原因，是膀胱颈部内的括约肌因为病变而导致功能失调，射精时不能关闭，使得精液进入膀胱。

逆行射精对于本人的健康没有影响，只是在性活动后的小便时，精液会和尿液一起排出，尿液会呈现乳白色。但关键在于精液不能进入女性体内，不能受孕。如果出现逆行射精，需要到医院及时检查治疗。

69. 射精困难应如何治疗

射精障碍除了早泄以外，还有一些情况亦属于不正常的现象，如射精过晚或性交时不能射精，以致不能达到性的高潮，影响性生活的和谐，这种情况绝大多数都是精神因素影响所造成的，如害怕射精后女方怀孕，与女方感情不和等。但也常见于连续性交，一夜性交在一次以上，或性交过于频繁，也会出现性交时间延长、不射精、射精困难或精液很少的现象。至于青年男性如由于内分泌疾病引起者，则属于另外的问题。如属于前者，适当节制性生活，或男女双方在性生活中彼此加强配合，亦不难克服。

另外，还有一种情况，常见于糖尿病病人并有自主神经功能障碍者，常常会发生"逆向射精"，这就是性交时达到高潮，虽有射精动作，但精液不能排到女方阴道之内，而相反逆向射入男方自己的膀胱，这也是糖尿病病人造成不育的原因之一。唯一的治疗方法，是治好糖尿病。

70. 引起射精疼痛的原因有哪些

男性性生活时射精发生，主要依靠睾丸、精囊、输精管、射精管、前列腺、尿道等一系列生殖道的节律性收缩的挤压完成，会阴部与肛门直肠周围的肌肉，也具有协同作用。不言而喻，倘若一旦发生正常性生活不该出现的射精疼痛，必然是上述有关射精器官与组织发生了某种疾病。

最常见引起射精疼痛的病变是生殖器官的炎症，例如较严重的精囊炎、前列腺炎或尿道炎等，有时附睾丸也会发生射精疼痛。其次是前列腺或精囊部位存在结石之类病变，尿道部位有结石，射精疼痛可以十分显著。第三是肿瘤性病变，如附睾丸、精囊、前列腺、尿道部位的肿瘤，有时可引起射精疼痛。最后不要忘记有些似乎与射精无关的疾病，却也会引起射精疼痛。①严重包茎，由于包皮口太小会影响精液通畅射出。②阴茎硬结症，阴茎局部某处因局部限性纤维组织增生形成硬结，勃起时有时造成阴茎弯曲，也会发生射精疼痛。③尿道狭窄，尤其过去有尿道外伤史者，同样是由于精液射出困难造成的。④肛门直肠部疾患，例如重度的肛瘘、外痔、肛门直肠周围脓肿、肛管或直肠肿瘤等。

71. 什么是女性高潮障碍

女性有性欲要求，也有性快感，但却达不到性欲高潮，医学上称为性高潮缺乏。这并不是个别现象，据有关报道，性爱中从未达到性高潮、只有很少次高潮和有时能达到高潮的女性占44%，有的女性甚至一生中从未有过性高潮。

女性的性高潮，是指在性爱过程中，阴茎对阴道抽动摩擦到一定程度时，阴道分泌物阵阵排出，外阴异常滑润，随后突然出现阴道及骨盆肌肉不可控制的节律性收缩，大约每隔0.8秒收缩一次，连续3~4次，随着这种收缩过程，会出现特殊的快感。性高潮的强度因人而异，不尽相同，有的人特别强烈，有的人比较模糊，似有似无，有的人仅有愉悦感，这些都正常的。

发生性高潮障碍，实属莫大憾事。

72. 发生性高潮障碍的原因

为什么会发生高潮障碍呢？主要有如下几个方面的原因。

（1）器质性原因 在器质性原因中，首先是指生殖系统的疾病，例如外阴、阴道、子宫及附件、膀胱、尿道的疾病以及盆腔炎、肿瘤、外伤等，会引起性爱时疼痛和不适，因而也就抑制了性高潮的出现。此外，全身各系统的疾病，都会不同程度地抑制和干扰性反应，从而破坏性高潮的获得。

（2）心理原因 国外有学者对大量性高潮缺乏的女性做了研究，发现95%以上患者是由心理因素引起，这主要是指：

①女性在整个童年期、青春期和成年期受到抑制性行为的教育，要求女性抑制性感情或性行为，因此很多女性表现不出对性快感的追求，这些都使女性的性生活受到障碍，无法获得性高潮。

②外界环境的干扰，诸如居室不严密，怕被小孩或外人看见；床铺不适，出现强光或噪声；工作不顺心，人事有纠纷，经济有困难，家务挂心头等，都可以成为性高潮缺乏的原因。

③注意力分散。有些女性在性生活中唯恐自己的行为有伤大雅，害怕失去丈夫的宠爱，因而过分地注意自己的样子、言语，担心是否会怀孕等。这种注意力的分散，都能影响性周期的发展，妨碍性高潮的到来。

④焦虑。不少女性一到性爱时就担心自己出现不了高潮，这样越是担心，反而越出现不了高潮。

73. 患有性高潮障碍的女性该如何治疗

对于器质性原因引起的性高潮缺乏，主要是根据各种不同的原因治疗原发病变。对于心理性因素引起的性高潮缺乏，在治疗时除应针对上述病因"对症下药"外，还需注意以下几个方面的问题：

(1) 形成正确的性认识　这是治疗女性性高潮缺乏的关键。为此，应学习一些性知识，诸如生殖器官的部位、性反应周期间出现的各种变化等。应当懂得，即使是同一个人，每次性高潮的强度变化也很大。因此，感情受到干扰以及疼痛或饥饿等引起的身体不适，都能对性生活有所影响，都应在尽量避免之列。

(2) 积极主动　为了获得性高潮，女性在性生活中应采取积极主动的态度。这主要包括：认识自己所喜欢的性爱方式和刺激部位、性爱时的心理反应，对应用什么样的行动来配合自己能增强刺激等。要主动把自己的愿望要求告诉男方。例如，当男方已射精而女方还没有获得性高潮时，女性可以主动告诉男方。

(3) 多多交流　有许多爱侣，在经过了性爱前奏曲后，对什么时候开始性器官结合，往往不看好"火候"，事实上，这一点对于能否达到性高潮也是非常重要的。因为女性性兴奋并非持续不变，兴奋强度亦非越来越高，若时间延长超过了一定限度，女性的性兴奋也会减弱下来。因此，性生活不但要求双方互相了解，还要求双方能共同研究，总结经验。夫妻双方越是互相尊重对方性生活的反应方式、愿望、习惯与爱好，就越能使对方达到性高潮。

（4）性感集中诱发　女性性高潮产生的性感集中法主要包括两个方面：其一是在性生活开始时暂不刺激生殖器和乳房；其二是让双方学会非言语交流的技巧，即当进展到触摸生殖器时，双方彼此轻轻把手搭在一起，以进行触摸的非言语性暗示。以事先约定好的轻重暗示男性抚摸时用力的程度或部位，避免因讲话而冲淡愉快的感觉。进行性感集中练习加深对性生活的认识，性生活是需要双方共同参与的。这种暗示，可以告诉对方自己喜欢的抚摸方式、部位和时间长短，女性是能够无声地表达自己的感觉。

讲究性爱技巧，讲究性生活技巧常可促发性高潮。

74. 发生性爱疼痛有解决的办法吗

性爱疼痛，是女性常见的性功能障碍之一，即指性爱时伴有疼痛感，严重的还会造成性爱失败。发生性爱疼痛的主要原因是性知识和性经验缺乏、生殖器官器质性病变和心理因素，这些因素常会错杂并存，往往不是单一的因素引起。所以，解决问题也要因不同的原因而采取不同的办法。

性知识和性经验缺乏。通常发生在新婚初期，初次性接触造成女性处女膜破裂，会带来轻微的疼痛，一般会在一周内基本消失。如果仍然有明显的疼痛，并没有器质性原因，则可能因为心理和精神上的高度紧张和恐惧感，和初次性爱男方动作失当或粗鲁，女性又比较缺乏性知识和心理准备有关。解决途径是要解除思想顾虑，使紧张的精神和身体松弛下来。男方的动作要轻柔，女方要配合，精神坦然，肌肉放松，会阴部稍向下用力，能明显缓解不适感。有过一两次成功的性爱经历，便能扭转僵局，转

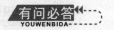

而拥有质量渐渐提高的性生活。

性兴奋不足，阴道干燥。女性的性兴奋唤起比较慢，需要有拥抱、亲吻、爱抚等调情的前奏阶段来唤起兴奋。如果男方不作任何准备，或者唤起过程太短，在女孩的阴道温润和膨胀前便强行进入，势必会导致女方的疼痛不适。轻微的疼痛，能通过继而的性兴奋唤起而消失，而严重的疼痛会阻断性兴奋的发生，会因为男方动作而更加剧烈疼痛。导致阴道干燥的原因除了准备不足外，还有恐惧、焦虑、劳累和生活环境当中的情绪不佳等心理因素，所以，使女方达到足够的性兴奋是关键。保持情绪的愉快，把精神集中到性的感受下来，排除其他干扰因素，都能唤起性兴奋，使女性阴道进入润滑状态。

75. 阴道为什么会痉挛

阴道痉挛，又叫性爱恐惧综合征，也是女性性功能障碍的一种。在试图性爱时，围绕女性阴道外 1/3 段的肌肉群发生不随意的痉挛反射，肌肉强烈收缩成一个环状的肌肉团块，把阴道入口关闭紧，以至于性活动完全无法进行，更严重者，甚至会连医生进行常规的妇科检查也难以实施。

阴道痉挛主要原因是心理因素，与发生性爱疼痛的心理因素相似，如果受到过不正确的性观念影响，遭受过性创伤，初次性活动时对方的动作过于粗暴等，留下了痛苦的记忆，或者因为疼痛和创伤引起痉挛，反复发生后形成条件反射，产生性爱恐惧，使得两性生活屡遭失败，由此而造成严重的身心创伤和痛楚。

阴道痉挛的治愈率较高，通过讲授和了解科学知识，能够令患者学会放松肌肉，使阴道逐步得到扩张。同时也需要男方的积极配合，以期早日恢复正常。

76. 什么是性冷淡

性冷淡多数发生在女性当中，指女性的性反应受到抑制，有的无性欲甚至完全拒绝和厌恶性活动，有的无高潮，虽有性欲不拒绝性爱却不能达到高潮，有的则很少出现高潮因而对性生活缺乏兴趣。

正常女性通过两性之间的拥抱、亲吻、爱抚等性刺激就能唤起性兴奋，性冷淡者则对两性之间的亲昵反应不大或者毫无反应，甚至刺激阴蒂等敏感部位也无动于衷。实际上，性高潮障碍是导致性冷淡的主要原因。

防治性冷淡需要注意如下几个方面：

（1）培养性生活乐趣　男女双方配合，共同培养性乐趣，正确调整性生活的规律，让生活琐事让路于性生活，既能加深双方的感情，又能升华双方的情感，用正常的性爱消融烦恼。

（2）尽量使性兴奋同步　认识和了解男女性生理差异，尊重对方的感受，做好必要的调情准备，使性兴奋同步发生，共同进入高潮。

（3）保持恩爱和谐的男女关系　性爱，先有爱才能通过性活动交流，达到两个人情感和肉体的交融。当遇到性生活不协调时，双方应交流各自的感受，帮助对方克服两性生活中的消极因素，是防治性冷淡的关键。

77. 手淫不是病

"手淫"这个词带有浓重的贬损色彩，人们往往耻于谈论它。根据多数学者的意见，手淫是一种俗称，从性科学意义上应正确地把它称作性自慰。

手淫一词在英文为 onanism，出自（圣经）中《创世纪》（第38章）：一个叫俄南（Onan）的人把精液遗落在地上，上帝视之为恶事，于是就杀了他。后来把手淫同俄南联系起来，视为要被上帝杀头的罪恶。18世纪中叶，提索写了一本叫《俄南症——论手淫所产生的疫病》的书，他把当时大部分已知的疾病，如肺结核、癫痫、淋病以及精神病都归罪于手淫，甚至还提出一个愚蠢而完全不科学的论断：失去一个精子比失去40滴血会引起更大的身体伤害和衰弱。提索的"手淫有害论"广为流传了一百多年，成为人们的精神枷锁。尤其是在我国，由于科学的性知识普通

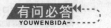

缺乏，人们对"性"比较保守，加上道德观念的推波助澜，便使有过手淫的人，特别是青少年感到恐怖不安。

然而，真知终归要代替谬误。最早对"手淫有害论"提出异议的是19世纪中叶的德国医生格瑞新格。格氏摆脱当时医学界相传的成见，认为如果说手淫有害，那并不是手淫本身带来的，而是社会对手淫的态度以及此种态度在神经敏感者心理上所引起的反应。后来的许多医学家通过悉心观察也都支持格氏的这一观点。美国著名的性学专家金赛发现，大多数青少年每周自慰2～3次，对健康及性功能都不会带来危害。20世纪60年代，当代最权威的性学专家马斯特斯和约翰逊在实验中以先进的仪器描记了实际性交和性自慰所引起的身体变化，结果毫无差异。这样，手淫无害论逐渐被医学界所接受。

研究表明，人进入青春期后，性荷尔蒙激增，性器官和副性腺都在增长和分泌，这时便产生一定的性生理能量。如果这种性生理能量长期得不到释放，必然在身体和心理上造成紧张状态。对于已婚者来说，可以通过性生活来解决；对于未婚者来说，没有这种性接触的机会，这时可以通过性自慰使性生理能量得到释放。按照英国性心理学家霭理士博士的话说："性自慰可以使烦躁的神经系统得到静谧，解除身体上和心理上的紧张状态。"这种情况同样适合于女性。由此可见，性自慰是人发育到一定的阶段后的一种很自然的生理、心理现象，并非卑鄙下流，更谈不上不道德。

处于青春期的青少年对异性具有好奇心，他们渴望同异性交往。专家学者认为，这其中存在性心理能量。这种性心理能量可以通过与异性的正常交往得到自然地释放。事实表明，善于与异性交往的青少年开朗、活泼，心理不受压抑，有利于青春期的心理健康。

对于为手淫而苦恼的青少年朋友，我的建议是：第一，不要为其苦恼，手淫原本无害，只要不是过于频繁；第二，手淫并非卑鄙下流，不必为此感到羞耻；第三，同异性正常交往，使性能量得到部分释放；第四，多参加文体活动，多锻炼身体，多充实提高自己。

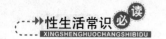
 ## 78. 手淫的原因

手淫是青年人常有的一种不良习惯。但手淫绝不仅见于青春期，儿童和成人也有的存在这个问题。

在儿童期大多由于偶然玩弄生殖器，发生快感，或由于衣裤太紧使生殖器受到摩擦和刺激所引起。一般青年人发生手淫，主要是由于生殖器官的成熟，凡一切能引起性欲的刺激，都是发生手淫的原因。一般说来，手淫如果不成为习惯，对身体并没有太大的影响。可是青年们随着性的发育成熟，有了性的冲动，又由于他们缺乏对性的正确认识，在发现手淫可以满足自己性的要求以后，一有冲动，常常克制不住自己，就会手淫，时间一久，就形成了习惯。这种手淫的习惯，如果长期不改，对于身体和精神的健康，就会有一定程度的影响了。

 ## 79. 父母得知孩子手淫怎么办

男孩在12~14岁以后，性器官开始迅速发育，阴茎逐渐变长，睾丸体积增大，阴毛陆续萌出，阴囊表皮，颜色变深且形成褶皱。当孩子发现自己的这些变化，并且体验到自身的性敏感开始增强，会觉得十分惊异，尤其是对外生殖器更是好奇。有的孩子便有意或无意地用手抚摸玩弄外生殖器，并在同龄伙伴中谈论这方面的问题。美国学者阿日汉斯曾作过调查，在15~16岁的孩子中，有75%的男孩和57%的女孩试图以手淫方式获得性快感。作为父母，遇到这种情况应该怎么办呢？

有的父母得知孩子手淫后惊慌失措，他们以为手淫会影响孩子的健康，会引起性功能障碍、不育等疾病，会自甘堕落……为阻止孩子手淫，有的父母采取惩罚手段，个别的甚至在孩子睡眠时将其双手捆绑在床上。上述做法显然是错误的。现代医学早已证实，偶尔手淫对机体不会带来任何损伤，对个人或社会都不构成威胁，只有当极为频繁和过度的手淫，或

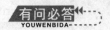
手淫伴有恐惧感和犯罪感时，才会对身心产生不良影响。

比较妥当的做法是：父母可以与孩子直接交谈有关手淫的问题，或者给他们推荐一些有关的书籍、文章去读。通过交谈或阅读，孩子可以从中懂得：手淫是一种正常的现象，一个少年对自己的躯体变化感到惊奇，并企图对自己的身体构造和能力进行"研究"，这不是越轨行为，不必为此感到羞愧和产生犯罪感。同时，父母可以循循善诱，使孩子知晓偶尔的手淫无关紧要，但沉湎于手淫则不可取，作为学生应把精力集中在学习上。这样，使孩子掌握有关手淫的知识，能够正确地认识和对待手淫，从而顺利地度过青春期。

80. 频繁手淫何以会引起性功能障碍

频繁手淫是未婚青年男女易发生的不良习惯，对身心健康极为有害。何况对今后的性功能或许也会带来不良影响。不少资料表明，频繁手淫可以从以下三个环节影响今后性功能。

其一，经常手淫的人，自控能力较差，容易构成精神与心理上的不良影响，不但懊恼万分，而且自怨自艾、悔恨，恐惧、悲观，尤其会产生一种生怕今后性能力受影响的心理，结果背上一个思想包袱，婚后对自己的性能力抱有一种怀疑与尝试的态度，万一遇上几次不理想的性生活，就会加深这种错误观念，结果因精神因素真的发生了性能力障碍。

其二，容易诱发男性不射精与女性不出现情欲高潮，因为手淫是强烈甚至带点粗暴的刺激生殖器官的行为。性器官长期接受的是手淫的机械性强刺激，无形中提高了性器官的性刺激"阈值"，也就是只有通过手淫般的强刺激，男性才会射精，女性才出现情欲高潮。正常性生活时性的刺激达不到这种强烈刺激的"阈值"，也就不易射精和进入情欲高潮了。

其三，频繁手淫易引起性器官和盆腔器官的充血，尤其多见的是男性的前列腺与精囊充血和女性的盆腔淤血症，不但会引起许多不适症状，而且也会妨碍性功能的正常发挥。

但是手淫并非是一件十分可怕的事，只要能及时戒除，尤其不要因害怕手淫而产生心理影响，即使一度带来一些对性功能的影响，也会逐步销声匿迹。所以少男少女千万不要频繁手淫。一旦发生手淫也不要忧心忡忡，更不要追悔莫及，克服掉后一切如常。

81. 性生活不满意可用手淫弥补吗

手淫的害处留待后边介绍，这里谈的性生活不满意采用手淫弥补的问题，一般是发生于性生活不和谐的情况之后，尤其是男方勃起不坚而阳痿，或者性生活时早泄或射精时间过早，这些情况都无法使得女方达到情欲高潮和获得性的满足，于是女方产生不满与责怪情绪，甚至讽刺与嘲笑自己的丈夫，男方却又感到内疚与不安，好像没有为妻子尽到责任。长此下去，夫妇之间感情会出现裂痕，甚至达到破裂的程度。面对如此情况，有的夫妇就寻找手淫的办法弥补，通过女方手淫达到性的满足。

应该怎样对待这个问题呢？现代医学采取的态度是，不主张这样做，但也不完全排除采用这个方法的需要。不主张这样做的理由很简单，手淫毕竟不是一种天然发挥性功能的形式，它有一定的害处，不宜采用，况且一旦婚后依然借助手淫满足性欲的话，由于习惯于手淫的强刺激，今后通过自然的性行为也就很难达到理想的性满足，即使恢复也必须在停止手淫后相当时间，让性的一切生理功能有个养息阶段才行。换句话讲，万一养成手淫习惯，今后就不太容易摆脱掉。不完全排除采用这个方法是指什么而言呢？经过各方面努力，无论是心理上的调整或药物治疗，男方的性功能无法理想恢复，或者只能复原到如此程度，能够激起女方的性冲动，但总是就差那么一点距离就可以引起女方情欲高潮时便射精，软缩与消退，由此造成夫妇感情不和，并有婚姻破裂的危险，如果为妻子稍作手淫补救即能解决问题者，不妨也可以采用这个方法，这样双方心理上都得到宽慰，或许反而对今后性生活和谐有利。由此可见，怎样决策，完全取决于夫妇双方，利弊得失需视每对夫妇的具体情况而定。

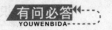

82. 手淫不可过度

长期以来，手淫一直被看成是有害身体和罪恶的行为，有些人以为属下流之作顾虑重重，心神不安，少数人甚至引起精神失常，整天失眠头晕、出现性功能减退，身体虚弱等性神经衰弱症候群。

那么，手淫究竟对身体会产生怎样的影响呢？为什么既提倡适当的手淫，又强调防止手淫过度呢？

现代性科学研究表明：男、女性器官发育成熟之后即会不断地发生性冲动，这就是人们常说的性欲，它受精神因素及内分泌平衡的控制。性欲一旦产生，无论男女都必须有适合的出路，当然最好的出路是男女的结合——婚后性生活。如果性欲始终没有出路，就会导致神经反射性不适或称性淤积或性神经紧张，而性淤积对人体的生理和心理都是相当不利的，这一点可由寡居人群的平均寿命普遍低于婚居人群这一事实得到证明。而手淫恰是解决性出路的一个有效途径。

不少性学家指出，适当的手淫非但不会影响身体健康，而且还能松弛性神经紧张，对防止神经、精神疾患是很有帮助的。这是因为性冲动而不能宣泄是神经病和精神病的主要起因，而且癔症患者亦多数与性压抑有关。

此外，对于夫妻长期分居、离婚、丧偶、夫妻中有一方患病、独身主义者等，手淫不失为缓解性欲紧张、消除孤独感的一种有效手段。特别是在夫妻分居、夫妻一方有病、妻子怀孕时，手淫更可起到避免发生违法婚外性行为的作用。对保证社会安定具有积极的意义。近年来，更有运用手淫技术来治疗某些性功能障碍的报道。

虽然手淫对人体有上述诸多益处，但需要强调指出的是，必须有节制地控制手淫，即在适当范围内的手淫对人体才是有益的。如果手淫积习已深，甚至每日沉湎于手淫之中，则不仅无益反而对人的身体有害。这正是我们即提倡进行适当的手淫刺激又强调不能手淫过度的道理所在。

手淫过度对人体的伤害主要反映在心理障碍上，不少人常因此怀有罪恶感或内疚感，并因此出现注意力分散、记忆力减退、头痛失眠、情绪烦闷等精神症状，直接影响到生活、工作与学习。

如果手淫过度频繁，有些人还会导致身体虚弱、心跳乏力、四肢无力，食欲减退等全身体质下降的改变。

因为男、女性别不同，手淫过度的表现亦有所差异。在男性多见前列腺充血，出现阳痿、早泄等症状；或出现婚后性生活不射精。在女性，则由于手淫过度导致的性中枢长期兴奋、性器官充血。会带来女性下腹坠痛、痛经等症，少数出现女性性欲亢进。

总之，手淫在适度的情况下对人体是有益的，而过度则会给人体身心带来损害。所以一旦有了手淫过度这种不良习惯，必须在较短的时间内戒除掉，这样才能保护身心健康及婚后的性和谐。

83. 手淫过度的戒除方法

首先强调要从心理上战胜自己，要树立起能够戒除的信心。注意树立正确的人生观，不要整天把思想集中在性方面。其次，需养成规律的生活方式，按时就寝，按时起床，睡前不看淫秽书刊、影视。或辅以温水洗脚等保健措施。在衣着方面特别是内裤，注意不要太紧，选用材料亦需柔软。最后，奉劝青少年不要过早地涉足爱河，而应更多地将精力放在学习上，只要头脑中学习的位置占得多，则有关性的念头就会自然淡化，也就不可能出现手淫过度等现象。

84. 手淫有哪些不良影响

手淫的不良影响是多方面的。首先是有了手淫习惯的人，精神常常会不自觉地过度集中在性欲方面。这样不但脑力容易过度疲劳，得不到好的休息，并且容易发生神经衰弱；同时还会妨碍其他方面的兴趣，使工作和

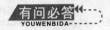
学习都受到影响，长此以往，自然就妨碍了自己的进步。另一方面，在精神上，由于有这种习惯的人，常常也知道手淫是不好的，但往往又不能克制自己，所以每次犯手淫前后，总是精神矛盾，伴有高度的情绪紧张、焦虑、悔恨、自责自罪和恐惧的心情，这种精神矛盾，很容易引起神经过程的过度紧张，其结果会使神经系统发生局部的或全体的功能失调。

但是必须指出，手淫虽然对于身体和精神都有许多不良的影响，可是这种影响主要还是功能方面的，一旦克服了这种习惯，经过休息和治疗是可以完全恢复的。过去，旧社会有一种错误的传说，认为精液是"元气"，是身体最宝贵的东西，如果流多了，就会引起不育或失明，并且难以恢复等，以至使人产生一种不必要的悲观、失望的心理。其实，这种说法是不正确的。事实告诉我们，只要端正认识，克服了这种习惯以后，完全可以把自己锻炼成为身体健壮，精神饱满的人。同时手淫的不良影响仅仅在有这种习惯的时候才会有，克服了这种习惯以后，对身体也就不再有永久性的或任何其他的影响。但有些人，由于对此认识不足，对过去曾经手淫这件事常耿耿于心，总认为自己的身体衰弱是因为在年轻时受到摧残，精神上也总有负担，其实这也是不正确的。恰恰相反，不必要的焦虑和恐惧对身体却是有损无益的。

 ## 85. 怎样才能克服手淫的不良习惯

首先，我们认为手淫习惯是一定可以克服的，只要从思想上认识到频繁手淫对于工作和学习、对于身体健康的危害，下决心来戒除，就一定会达到目的的。在克服了这种不良习惯的同时，养成新的生活习惯和注意体育锻炼，身体也一定会健康的。为了帮助达到这个目的，现在提出以下几点意见：

（1）要正确地、科学地认识手淫对于工作和学习、对于身体健康的不良影响。因为只有正确地认识手淫的危害，才会积极地、满怀信心地和这种不良习惯做斗争，使神经系统的功能尽快地得到恢复。

（2）要主动地、积极地参加集体活动，特别是正当的文娱和体育活动。这样不但能够培养自己有广泛的兴趣和爱好，养成集体主义精神，也可以使精神愉快，神经系统变得更加坚强。

（3）生活要有规律，按时睡眠，按时起床。避免刺激性食物，如烟、酒，不要看"黄色"小说或色情电影，睡眠以前如能用温水沐浴一次或洗脚一次，常可帮助睡眠。睡眠时不要被褥过暖、过重。

（4）应注意生殖器的清洁卫生。要常常洗涤，除去积垢的不良刺激。女性在经期尤应注意洗外阴，最好每日两次，至少一次。男性包皮过长时，应设法就医割除。另外，内衣、衬裤也应常常更换，同时内衣、衬裤最好用质软的材料来做，而且不要过于紧小，以宽大合身为最相宜。

（5）要树立正确的恋爱观，进行正常的恋爱，正确地、严肃地来对待婚姻问题。一般地说，在学生时代，最好不要过早地思想集中于恋爱问题，急于找对象，因为这样能使性的冲动加强，如处理不当，就容易养成不良的习惯，或引起高级神经活动过度紧张，这就可能导致神经系统功能的障碍。

（6）要树立正确的人生观，认真学习，努力工作，这是一个最重要的问题，做好了这一点自然不会只注意到性的欲望，而忽略了工作、学习和道德品质修养的培养，当然也就可以自觉地克服不健康思想的影响了。

此外，应该指出，克服这种不良的习惯，是需要一定的意志和决心的。有人认为，自己决心是有的，但克服的力量总是不足。关于这一点，有人曾这样说：克服这种坏习惯的力量是存在的。力量在什么地方呢？力量就在于我们的国家对于青年身体健康的关怀；力量就在于你对于国家、对社会所应有的责任；力量就在于你所受的教育，力量就在于你对美好前途的向往；力量就在于你自己。

86. 现代医学对于手淫的认识

当前，几乎所有的医学工作者都承认手淫无论对身体或是对精神皆是无害的；它是除了性伴侣之间的异性性交之外的第二位的性乐趣的来源和

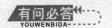

性宣泄的途径。从现代医学和心理学观点来看，手淫是人类的一种正常的生理活动，是为了缓解因性紧张的积累而引起的不安和躁动的一种自慰方式，它是对性器官的有意刺激，是一种自身的、合理的性宣泄手段。手淫可见于下列三种情况：

手淫可用于青春期和性禁欲期的一种替代的性活动形式。

手淫是性自我满足的一种最适合的形式。

现代性治疗学家们在治疗某种性功能障碍时运用手淫技术作为初期阶段的治疗措施之一。

在人类性行为的正常发展过程中，从自我性爱到异性恋形式的转变要经历三个重要时期：第一时期：手淫；第二时期：伴有异性接触的手淫；第三时期：异性接触，不再手淫或偶尔发生手淫。

无论男女到了青春期后，在性激素的影响下随着正常的性发育都会自然而然的产生性冲动和性要求。由于他们正处于性生理已经成熟而性心理发育尚未成熟的性不平衡发展阶段，他们对性问题满怀疑惑、好奇、幻想。作为一种生理本能他们会在性生理和性心理的驱使下在好奇中开始手淫。由于性冲动更多的不是受大脑支配，而是由血液中的性激素水平所决定的，所以这是一个不以人们的意志为转移的自然的生理活动。当血中性激素达到一定水平后，人的性冲动就会自然产生，与之伴随的手淫或其他一些行为就会相继出现。人从性成熟到能够合法地满足性要求——结婚，一般要等待七八年甚至更久的时间。而这段时间的性能量偏偏最高，他们总要寻找机会宣泄或解除性紧张的困扰。除非在性冲动生成之前通过紧张的学习和工作，通过丰富多彩的业余生活把多余的能量化解掉或使之得到升华，不然的话，总要寻找机会来宣泄这种能量。在这种情况下，对于未婚者或已婚而没有性生活机会的人来说，手淫大概是最方便、最简单、最安全的宣泄方式，它既不涉及异性或卷入感情的纠葛，也不会导致性攻击甚至性犯罪的发生，所以它是一种合理的解除性紧张的方式，因此也避免了一部分因性冲动引起的社会问题的发生。

即使一个性成熟的男性从未手淫过，但他也会通过遗精的方式使性能量得到释放的，同样，女性则可通过性梦来释放性冲动的能量。性高潮总会出现，总会伴有性冲动带来的激动和性高潮即射精带来的快感。而作为女性性生理成熟的标志初潮的来临则不伴有性冲动，也不伴有性高潮，它只是内膜脱落造成的出血，所以性成熟的标志并没有给女性带来更强烈的感受，相反，出血还往往令她们感到恐惧、不安和厌恶，于是她们也就不像男孩子那样反复地去演练或寻求模拟那样性高潮的体验，因此女性在婚前手淫的人数显然低于男性。

很多青少年总怀疑自己的性器官不正常，认为是过去几年的手淫影响了性器官的发育。事实上，手淫不仅不会影响性器官的发育，反而会促进它的发育，尤其是龟头的发育。有的青少年害怕婚后出现不育，甚至说精液里出现的小凝块就是死精子或畸形精子，便对过去染上手淫懊恼不已，想到将来可能不会生育，甚至连女朋友也不敢交了，不少人还想到轻生。其实，手淫绝对不会造成不育后果。手淫还是医学上应用最广泛的收集精液以便进行检验的办法，手淫简便易行，收集的精液标本完全、洁净、不会影响化验结果。

更多的青少年害怕手淫后出现性功能障碍，其实手淫不仅不会造成性功能障碍，相反，它还可以作为性欲抑制、性高潮障碍、早泄、阳痿和阴道痉挛等的治疗措施之一。女性婚前是否手淫与其婚后能否达到性高潮显著相关，婚前感受到手淫高潮的女性，婚后很容易达到性高潮。这是因为女性通过手淫学会了自我刺激的有效技术，并把它带到婚后性生活之中，这对于融洽夫妻关系来说是十分重要的。

手淫对于残疾人及独居的人缓解性紧张也有一定的意义。

手淫导致的高潮射精有助于引流前列腺内的淤积物，从而使炎症消散较多。因此，有些总是把自己的前列腺炎归咎于手淫是没有根据的。对于男性来说。如果在手淫时学会适当忍耐，尽量晚一点儿射精，还可以达到预防性交时早泄的效果。如果在不安全地场合下手淫，总是怕被别人发觉匆匆行事，就会养成只经很少刺激就能射精的习惯，为今后性交发生早泄种下苦涩的种子。

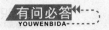
 ## 87. 对青少年手淫可能带来哪些危害

　　手淫之所以会使许多青少年出现一系列病状，如失眠、乏力、记忆力减退等，主要是种种错误宣传对青少年造成的巨大的精神压力的后果，简而言之，就是对手淫的自责、悔恨、内疚和恐惧造成的。他们往往背负着"道德败坏"和"危害健康"的两个沉重包袱。一方面是手淫带来性快感性新鲜感的诱惑，另一方面是给自己带来的无法解脱的精神枷锁，造成心理上的极度不平衡，从而形成恶性循环。本来，男性射精后应该立即因体力消耗而熟睡，如有些人在劳累之后往往喜欢性爱一次，以便彻底缓解一天的疲倦睡个好觉，也有的人在无法入睡时以手淫作为助眠的手段。那么为什么有些青少年在手淫后却失眠呢？这就是上述恶性循环的影响，不过这种不良影响并非手淫本身造成的，而是对手淫的畏惧和内疚的心理反应。

　　那么手淫有没有弊端呢？如果恣意手淫，沉湎色情，必然会荒废学业和损伤身体，必须坚决摒弃。手淫要消耗相当能量的。说手淫无害，决不意味着走向另一极端，提倡无节制的手淫。处在性成熟的青少年的身心尚不稳定，特别需要提高自我控制和自我约束能力。青少年不把主要的精力运用到学习、锻炼、文娱等方面去，必然是舍本求末，后患无穷。即使不谈什么雄心壮志或宏伟的人生目标，但也不能鼠目寸光、随心所欲嘛。微小的克制往往会产生巨大的力量，克制乃是立世之本，不会克制的人决不会成功的。克制实际上是一种意志锻炼，有志者事竟成，青少年成长的很重要的一条就是学会控制自己。

　　在判断手淫是否属于正常生理现象时，还必须考察青少年有无健全的社会关系，是否善于与同伴相处，并对周围环境和事物具有浓厚的兴趣。如果他的心理、社会适应能力都健康的话，当他的身心发育更成熟时，他将能对肉体快感的过分关注转移到学业、工作、娱乐等更有意义的活动中去。如果一位青少年总是害羞、敏感、退缩、孤僻，将手淫看作是获得满足、解除紧张的唯一源泉而过分依赖它时，手淫就不是正常和健康的了，这意味着他的心理发育和社会适应能力遇到了问题。这时的手淫成为一种心理病态的反映，需要接受专门的心理治疗。

88. 有害的手淫方式会给身体带来巨大伤害

（1）尿道、膀胱异物　有些青少年喜欢拿笔杆、稻草秸、笔芯、发夹、塑料丝、铁丝等物插入尿道，以企求获得快感，从而在无意或无法控制的情况下造成泌尿系异物。发生概率以男性为多。

（2）阴道异物　未成年女性在手淫时会出于好奇心而将钢笔、筷子、果核、豆类等塞入阴道，如果物体较大时可能无法自行取出。时间较久可流出腐臭分泌液，有时会伴有阴道出血或疼痛。

（3）错误的刺激方式　男性由于长期采取错误的方式实现自我刺激，结果会造成不射精或射精反射的抑制，导致成年时性生活中不能射精，从而造成男性不育症。

89. 如何对青少年进行性教育

社会上也是有一些人把青少年的手淫行为看成是思想落后，道德败坏的一种表现，这也是错误的看法。从性生理的角度来看，手淫是人到青春期以后，产生了性兴奋与性冲动，但因环境决定他无法解决这种性要求，在这种矛盾情况下，用手淫来作为一种发泄，当然不是什么严重的问题，但应对青少年做健康的教育，进行正确的引导。

我们应该告诉他们手淫的原因，分析手淫的后果，让青少年了解手淫是怎么一回事，从而解除那些有手淫行为的人的沉重思想负担。但是，我们也不能无条件的宣传手淫无害论，鼓励青少年都去通过手淫而寻求性刺激。标准的性行为是夫妻之间的性结合。手淫属于性行为，但毕竟是在性要求和一时无法实现这种要求的矛盾下的一种发泄行为。手淫前、手淫

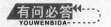

时、手淫后，手淫的人往往会陷于思想矛盾和精神力量崩溃的心理状态之中。对许多意志薄弱的人，不断的、没完没了的性冲动，他都有可能采取手淫的方式来追求快感。手淫之后，又可能后悔羞愧、忧虑、焦急——长期保持这些不良情绪，久而久之，会使人变得没精打采，食欲不振，睡眠不佳，学习时注意力不集中等。经常手淫的人，为了获得快感，手淫时头脑中常有些假想的情欲对象，性兴奋高潮中，他可能呼叫某些异性的名字，这种不健康的欲念会使人的趣味变得低级、庸俗，情操不高尚。

对青少年来讲，手淫和过度手淫并没有一个明显的界限。一般来讲，青少年自我克制的能力较差，一旦从手淫中获得了快感，就很容易沉溺其中而不能自拔。如果过度地手淫，那就不仅对生理而且对心理都会产生某些不良影响。人的生理和心理又是密切联系的，手淫造成精神上的过度紧张，精神上的过度紧张又会造成某些疾病的发生。因此，单纯地、无条件地宣传手淫无害是不正确的，把手淫行为视为瘟疫病毒也是不对的。对手淫加以绝对禁止是办不到的，采取放任自流、任其频繁发生也是不正确的。那么，怎样正确对待手淫呢？我们认为，正确的做法应该是：

（1）向青少年进行有关性的科普宣传教育，使他们掌握有关性卫生的知识，消除性的神秘感，培养克制自己的性欲冲动的能力，用理智战胜本能，正确地处理好有关青春发育期的性冲动问题。

（2）加强思想教育，新中国的青年，不仅要有人的基本生理要求，更应有赢得荣誉，受到尊敬，拥有威信，追求真理的高级要求，把自己的主要精力用于工作学习中，没有闲空想入非非，手淫则不会发生或很少发生。

（3）通过各种有益的活动，培养青少年的坚强与顽强意志，在性冲动时能尽力克制，考虑到因此可能导致不良后果，用更有益于身心健康的活动，去阻止、转移、冲淡已发生的性冲动。青少年积极参加各种有益的社会活动，扩大与异性的接触和正常交往，这样便于保持性心理的平衡，则有利于克制手淫行为。

（4）教育青少年要养成良好的卫生保健习惯，按时睡觉，按时起床，定期洗澡，特别要注意生殖器官的清洁，加强体育锻炼，这些都可能阻止手淫的发生。

90. 女性手淫的原因与后果

经常手淫的女性，由于阴部长期摩擦的结果，变得感觉迟钝，甚至麻木，因而易造成性冷淡，使婚后在性生活上常得不到快感。同时，由于阴部长期受到刺激，常使外阴局部畸形异状，如阴蒂过大、阴唇变形肥大等，造成婚后性生活障碍。

女性手淫对心理的影响也是十分严重的。手淫使女性产生自卑感，觉得自己下流、罪恶，没有勇气与朋友往来，使性格变得孤僻。当知道手淫的危害后，心理充满恐惧、懊悔、羞耻等，又使女性失去原来的活泼，导致神经衰弱、记忆力减退、失眠，甚至会引起神经不正常。频繁手淫容易引起性器官和盆腔器官的充血，尤其多见的是女性盆腔淤血，引起如月经失调、痛经、生殖器官炎症等许多不适症状，给女性留下肉体上的病痛。

91. 女性为什么会手淫

首先是受到外界影响。青春期的男女都有好奇心，一些黄色书刊、影视中常有男搂女抱、同床共枕的镜头，挑逗性质的对白以及性描写和带有更强刺激的裸体镜头，有的因住房条件差、多人拥挤于一室，未婚女性受到一些耳濡目染的刺激。所有这些都能使缺乏识别能力和自控能力的女性想入非非，激起性欲，出于欲望和好奇心理拨弄性器官，致使养成了手淫习惯。也有的是因为月经期间，由于不注意阴部的清洁卫生，或因白带、阴部炎症的刺激，使阴部发痒而激发手淫。还有的是因为阴部有霉菌、滴虫等感染，使阴部经常性的瘙痒，尤其是夜间，患者因阴部瘙痒而失眠，这都容易造成手淫。

92. 为何有些已婚女性也存在手淫行为

据调查已婚女性中也存在手淫的行为，已婚女性为什么要手淫？有时是由于失望，即与丈夫性爱时没有达到高潮，这时，她可能感到悲伤、孤独，甚至愤怒。有时是因各种原因与丈夫分居，肉体欲望把她与丈夫联系起来，她想像丈夫与她在一起，分享性的快乐。她也可能把手淫看作是一个学习的过程，以便帮助自己在与丈夫一起时做出更全面、更充分的反应，手淫还给她一种独立感。有时她使自己达到性高潮，不为别的，就是为了高潮带来的纯粹的性快乐——除自己以外，与任何人不相干。

女性为什么独处时达到性高潮更快些呢？很简单，这时她不担心丈夫在想什么（我是不是粗俗难看？是不是费时过长），她知道她需要什么。何时需要，因此不必交流信息。

93. 如何克制手淫行为

（1）尽量消除容易造成手淫的条件和环境，也就是说，别创造机会，越是在隐蔽的地方，越是在无聊的时候，就越容易手淫，因此，应该避免一个人独处，要多找朋友聊天，多参加户外活动。睡觉前看书，与他人合住一个房间，都对避免入睡前手淫有帮助，早上醒后要尽快穿衣服起床。

（2）手淫的念头是由性欲产生的，因此应当尽量远离黄色书刊之类的强烈刺激。

（3）制定一个详细的减少手淫次数的计划，刚开始不必操之过急，一下子做到完全不手淫是很难的，往往导致失败，要逐渐减少手淫次数，稳步前进。

（4）做一份不手淫的记录，在上边做标记，最后做出统计，这样就可以坚定克制手淫的意志和信心。

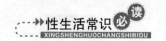

94. 为什么会遗精

男孩到了 15~16 岁，有的稍早一些于 13~14 岁，开始进入青春期，也就是性成熟期。性器官也逐渐发育，睾丸增大了并逐渐发育成熟，同时开始不断产生精子，并分泌男性激素。第二性征也明显了，说话声音变低，体格发育也像成人并开始长胡须，不知不觉中对异性也逐渐开始出现爱慕之情和性的要求。另外，由于精子不断产生，虽然可以储存在精囊中，但时间长了，加上外界的刺激，特别是性的兴奋和局部物理性的刺激，就会引起反射性的射精现象，我们通称为遗精。这在青春期男性中是相当常见的。这完全是一种正常的生理观象，并不是病。有的青年受旧思想和传统观念的影响，把这遗精看得很严重，认为会伤"元气"，会影响发育，思想上常常产生不必要的恐惧和焦虑不安的心理。其实，这样看法是不正确的。青年人偶尔遗精，或者每月 1~2 次遗精，并非什么不正常的现象，对身体也不会带来什么影响，相反，如果给他们灌输了遗精会伤"元气"之类的意识，却会使他们思想增添负担，引起焦虑不安甚至造成神经衰弱。

什么是梦遗？就是说做梦的时候遗精。这也是常见的现象，做梦本身就反映大脑皮层有兴奋灶，常常是"日有所思，夜有所梦"。白天，人们都在工作和学习，这些刺激受到抑制，不能引起反射性活动；睡眠时，大脑皮质对这些兴奋灶的抑制减弱了，就比较容易做梦以及遗精。这完全属于正常的范围，它与平时过度疲劳后遗精没有什么不同，只不过同时做了一个梦罢了！只有伴有手淫习惯的经常遗精和梦遗的人，才会对身体健康不利。

95. 频繁遗精是怎么回事

遗精不是一种病态，这已成为常识，道理很简单，青春发育期后，性器官会不断地生产精液，数量过多时，便会通过遗精形式排出体外。

未婚男性正常每月遗精 1~2 次，或可稍多些，属于正常，不必焦虑，

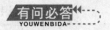

倘若未婚男性每月遗精次数超过4~5次。或者经常连续几天发生遗精；同样已婚男性有了经常性的性生活，仍然频繁遗精，那些都是不正常的状况了。

遗精是未婚男性青年的一种正常生理现象。男性发育到青春期，睾丸的曲细精管开始产生精子，精囊腺、前列腺也开始不断地分泌液体，也有人将这种液体称为精浆，精子同精浆混合在一起便组成了精液。精液一般储存在输精管的壶腹部，精液在体内不断地产生，当在输精管道中储存到一定数量时，就会在精神神经的刺激下发生遗精。人们通常说的精满自溢的话，就是这个道理。也有人因白天看了有关性刺激的东西，在皮层中形成了一个兴奋灶，而晚上发生了遗精；也有人因包皮过长或被窝里放了热水袋等，过热也可引起遗精。

96. 频繁遗精该怎样处理

对频繁遗精的防治必须分两步进行：第一步是寻找原因，为什么会频繁遗精呢？归纳起来大致有三个原因：①思想上过多地集中在性的问题上，尤其沉湎于色情，使大脑皮层神经"司令部"性的兴奋始终很高；②外生殖器官有刺激性病变，例如包茎、包皮过长、尿道炎、前列腺炎等，都会对阴茎局部带来刺激，也会诱发性器官的广泛充血而促使遗精；③身体虚弱，过分劳累导致神经调节功能失调。第二步是寻找具体防治的方法，包括建立正常有规律的性生活制度；参加文体活动；正确对待两性问题，树立正确的恋爱观与婚姻观，努力分散集中于性问题上的注意力；注意性器官卫生，尤其要及时治愈有可能引起频繁遗精的种种疾病；调整睡眠习惯；夜间睡眠时下半身及足部不宜过暖，睡眠姿势尽量减少俯卧位，双手避免放置在生殖器部位，以减少阴茎刺激与充血。频繁遗精阶段，临睡前可适当口服镇静药，例如安定。适当口服中药，如六味地黄丸、金锁固精丸、金樱子膏等也有调理与减少遗精的作用。

97. 如何看待遗精

遗精是普遍的一种生理现象，几乎所有的人都发生过遗精。遗精在很多情况下是不知不觉发生的，只是在精液流出尿道产生的快感使人有察觉；也有些情况，遗精时什么感觉都没有，只是醒来时发现内裤变湿才知道；有些情况下，遗精前有强烈的性冲动，促使本人去用手触摸阴茎而发生遗精；也有些情况是在睡觉中，由于输精管道中精液压力的刺激，产生了性冲动，在大脑皮层中出现了许多性联想或性幻想而发生遗精。

98. 遗精会危害健康吗

　　健康的未婚男性，每月发生2～4次遗精，都是正常现象。有些人在一段时间几个月都不发生遗精，但在一段时间里，却连续几次遗精，这也是正常现象。精液和身体的其他含蛋白质的体液一样，没有什么特别重要的成分，精液中除了精子以外，主要是水分，蛋白质、脂肪、糖类等营养物质是很少的一部分，且每次遗精也只不过是3～4毫升，这对全身来说是一个微不足道的量，当然不会对身体发生任何影响。有人说，遗精就像人吐痰一样，反正都是体内多余的东西，痰含在口里除了不卫生，还可能影响呼吸。精液在精道里充满以后，特别是淤积在附睾中，会使人感到不舒适，有一种睾丸下坠感，遗精以后反而觉得舒服一些，这不仅对身体无害，反而会有一定益处。这里要告诫青年同志一个重要问题，发生遗精后，千万不能有任何思想负担，不要受社会上那些错误宣传的影响，什么遗精会伤元气。精液是人体中最宝贵的东西，一滴精，十滴血；十个馒头一滴血等等。要把遗精看成是一种正常生理现象，以免影响自己的身体发育。另外，发生遗精以后，一定要注意清洗会阴及生殖器官，并要更换内裤，始终保持会阴部及生殖器的清洁，防止细菌的滋生和繁殖，保证自己的身体健康。

99. 男性婚后出现遗精的原因有哪些

　　遗精是精满自溢的正常生理现象。结婚以后，有了正常的、有规律的

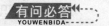

性生活，精满自溢现象自然也就不存在了，自溢的现象也随着没有了。婚后如果属两地分居者，或其他原因而致长时间不过性生活，也可能发生遗精现象，这是正常的现象。婚后如果夫妻生活正常，但是依然发生遗精现象，一两天或者天天甚至一次数次发生遗精，并伴有疲乏无力，头晕目眩、精神萎靡、腰酸腿疼等病状，就不是正常现象了。婚后在正常性生活的情况下发生遗精的原因大概有下列几种情况：生殖系统的炎症是常见的原因之一；房事过频，导致身体极度疲劳，造成了中医理论中所讲的精关不固的情况是原因之二；有些婚后沉溺在夫妻的性生活中，整天都恩恩爱爱，这样，思想过分集中在性的问题上，皮层上有一个不消失的兴奋灶，这是导致婚后遗精的第三个原因。基于以上几个原因，我们应该奉劝婚后的青年，要正确地对待性生活，适当节制自己的性欲望，把工作、学习与生活的比重放到一个恰到好处的位置，主要精力应集中在工作与学习上，白天除了工作、学习以外，还应参加一些文体活动，睡觉时不要俯卧，被盖不能太厚，睡觉时不要穿过紧的内裤，遗精现象就会停止。如果确属是生殖系统的炎症，应该及时请医生治疗。

100. 未婚青年发生遗精的几种原因

缺乏有关性的生理解剖知识，或者是意志薄弱，在青春发育期产生了性欲与性冲动后自己没有自制能力，从而养成了遗精习惯，这是导致未婚青年遗精的原因之一；生殖器官炎症或有某些畸形，如尿道炎、前列腺炎或包皮过长、包茎等所造成的刺激，是导致未婚青年遗精的原因之二。对于此类问题，也要通过普及性知识教育，使他们懂得遗精、手淫是怎么一回事，从而以更大的毅力去读书学习，把自己的兴趣建立在广泛爱好的基础上，使遗精发生在正常范围内。

参 考 文 献

［1］王文彬．性的知识．北京：人民卫生出版社，1981.

［2］辛海．夫妻夜话．甘肃：甘肃科技出版社，1991.

［3］郑阳．夫妻婚床秘语．天津：天津科学技术出版社，1991.

［4］徐明．话夫妻．北京：中国医药科技出版社，1991.

［5］张前德．睡前10分钟保健小丛书．北京：中国古籍出版社，1993.

［6］盛玉才．给孩子性教育．武汉晚报，2001.

［7］张明德．新婚知识500问．北京：中国人口出版社，2003.

［8］张秀丽．新婚必读．北京：中国人口出版社，2009.